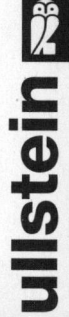

ullstein

Das Buch

Auf vielen Lesungen und Vorträgen erfuhr Annette Rexrodt von Fircks, dass die Angehörigen und Freunde von Krebskranken oft noch verzweifelter sind als die Patienten selbst. Sie wissen nicht, wie sie wirklich helfen können, haben zuweilen das Gefühl, völlig nutzlos zu sein, und natürlich Angst, einen geliebten Menschen zu verlieren. In diesem wichtigen Buch zeigt die Autorin anhand ihres eigenen Beispiels, wie man es mit Hilfe der Familie und von Freunden schafft, mit dem Krebs zu leben. Der Weg dorthin mag nicht einfach sein, aber je mehr man sich bemüht, einander zu verstehen und mit Liebe zu begegnen, desto eher wird man auch gelegentliche Missverständnisse und das Gefühl der gegenseitigen Überforderung überwinden. Ein Buch, das allen Betroffenen Hoffnung macht in einer schwierigen Situation.
»Annette Rexrodt von Fircks schenkt Krebskranken neuen Mut.«
   Bild der Frau

Die Autorin

Annette Rexrodt von Fircks, geboren 1961 in Essen, ist diplomierte Übersetzerin und Dolmetscherin für Englisch, Französisch und Spanisch. Mitten im Leben und als Mutter von drei kleinen Kindern erhielt sie die Diagnose, sie habe Brustkrebs im fortgeschrittenen Stadium. Ihre Prognose war denkbar schlecht: Die Ärzte gaben ihr eine Überlebenschance von 15 Prozent. Seither sind 18 Jahre vergangen – und es geht ihr gut. Heute schreibt Annette Rexrodt von Fircks Bücher und referiert im In- und Ausland, um einen Teil dazu beizutragen, den Krebs überwindbar zu machen. 2005 gründete sie die *Rexrodt von Fircks Stiftung für krebskranke Mütter und ihre Kinder*. 2006 wurde sie von *Bild der Frau* für ihr Engagement zur »Frau des Jahres« gewählt. Für ihr Stiftungsprojekt *gemeinsam gesund werden* erhielt sie mehrere Auszeichnungen.

Von Annette Rexrodt von Fircks sind in unserem Hause
bereits erschienen:

… und flüstere mir vom Leben
… und tanze durch die Tränen
Dem Krebs davonleben

Annette Rexrodt von Fircks

ICH BRAUCHE EUCH ZUM LEBEN

Gemeinsam den Krebs besiegen

Ullstein

Besuchen Sie uns im Internet:
www.ullstein-taschenbuch.de

Für meine Liebsten

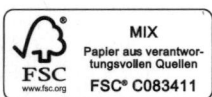

Aktualisierte Neuausgabe im Ullstein Taschenbuch
1. Auflage Februar 2016
© Ullstein Buchverlage GmbH, Berlin 2016
Die Originalausgabe erschien 2004 im Rowohlt Taschenbuch Verlag
Umschlaggestaltung: ZERO Werbeagentur, München
Titelabbildung: Carmen Lechtenbrink
Satz: Pinkuin Satz und Datentechnik, Berlin
Gesetzt aus der Minion PostScript
Druck und Bindearbeiten: CPI books GmbH, Leck
Printed in Germany
ISBN 978-3-548-37608-0

Inhalt

Liebe Leserin, lieber Leser,

dieses Buch hat ein so großes, positives Echo gefunden, dass ich mich über diese neue, von mir überarbeitete Ausgabe sehr freue. Das überwältigende Feedback meiner Leser zeigte mir deutlich, wie groß der Einschnitt auch heute noch ist, wenn Krebs uns trifft: «Plötzlich hört die Erde einfach auf, sich zu drehen. Es wird still. Es gibt kein Oben und kein Unten mehr …» Fast jeder Betroffene beschreibt den Moment der Diagnosemitteilung in dieser Weise. Auch für die Partner und andere engste Angehörige steht die Welt erst einmal Kopf, wenn der geliebte Mensch lebensbedrohlich erkrankt. Vieles wird in Frage gestellt, die Liebe ist nicht mehr «selbstverständlich», gemeinsame Pläne zerbrechen. Von jetzt auf gleich gilt es, eine ganz neue Sprache, nämlich die der Krebserkrankung und der Therapie, zu verstehen und ein gänzlich fremdes Land zu betreten: die Krebsstation in der Klinik, das onkologische Zentrum am Ort; aber auch ein Land der Ängste, der Ungewissheit und Hilflosigkeit, der Traurigkeit und Einsamkeit.

Umso wichtiger ist es, mit diesen zumeist neuen und verwirrenden Gefühlen umgehen zu lernen, aber auch, die Bedeutung der Hoffnung zu erfahren, sie zu pflegen und zu bewahren sowie eine heilsame Sprache zu erlernen und füreinander da zu sein. Auch der mitfühlende Arzt und die Menschlichkeit im Klinikalltag tragen einen erheblichen Teil dazu bei, die Lebensqualität der Betroffenen zu verbessern, was wiederum den Heilungsprozess unterstützen kann. Gemeinsam ist es möglich, eine solch schwere Lebenskrise zu überwinden. Hierfür gibt es zwar keinen allgemeingültigen Leitfaden, aber wir können voneinander lernen, uns gegenseitig stärken, Mut und Zuversicht weitergeben und, ja, auch Leid teilen.

Zum besseren Verständnis dieser Neuausgabe: Wenn ich in einigen Textpassagen von «heute» erzähle, dann befinde ich mich im Jahr 2004 – dem Jahr, in dem auch dieses Buch das erste Mal veröffentlicht wurde. Über die wichtigsten Ereignisse der vergangenen elf Jahre meines Lebens schreibe ich im letzten Kapitel.

Annette Rexrodt von Fircks,
im Januar 2016

Ein Morgen im Frühling

Es ist das Singen der Vögel, das mich in den letzten Wochen schon frühmorgens aufweckt. Wenn die ersten Sonnenstrahlen sich mit dem Dunkel der Nacht unter dem Horizont vermischen, es allmählich heller wird, setzt ein unüberhörbares Konzert ein. Ich meine, einige Stimmen wiederzuerkennen, einen Dialog in ihrer Musik zu finden. Es ist schön, sie zu hören, und ich verspüre Lust, aufzustehen und den Tag zu begrüßen. Auf Zehenspitzen schleiche ich nach unten. Jo schläft noch, und ein Blick ins Kinderzimmer zeigt einen kleinen Haufen ineinander verschlungener, selig schlummernder Kinder. Meine drei wollten vergangene Nacht in Schlafsäcken auf dem Fußboden schlafen. Ich erlaubte es, und sie haben gejubelt.

Wie so häufig morgens, gehe ich hinaus in unseren Garten. Ich habe es mir angewöhnt, nach dem Aufwachen die erste Zeit des Tages bewusst zu nutzen: für Meditationen, Atemübungen, aber auch für das Nachdenken über meine Wünsche, Ziele und Pläne. Manchmal lasse ich mich nur einfangen von dem, was ist. Auch heute ist mir wieder, als würde die Natur mich zu ihrem einzigartigen Schauspiel einladen, um ein Teil von ihr zu sein. Ich stehe mittendrin, im munteren Gesang der in den Bäumen verborgenen Vögel. Nebelschwaden ruhen in dünnen Schichten über der Wiese. Das Licht ist milchig, alles wirkt ein bisschen unwirklich. Kühle Luft füllt meinen Atem, und ihre

Feuchtigkeit legt sich wie ein seidener Mantel auf meine Haut. Barfuß betrete ich den taunassen Rasen und setze ganz langsam einen Fuß vor den anderen. Abertausende Tautröpfchen an den Grashalmen lassen alle Schläfrigkeit der Nacht verschwinden und klären meine Sinne. Ich bin jetzt ganz wach. Ein Glücksgefühl kribbelt in mir hoch – unbeschreiblich –, dabei ist gar nichts Außergewöhnliches passiert.

»Tee ist fertig«, höre ich auf einmal meinen Mann Jo aus unserer Küche rufen. In Bademantel, Hausschuhen und mit einem großen Humpen schwarzem englischem Tee in jeder Hand kommt er mir entgegen.

»Ah, ich sehe, du kneippst schon wieder.« Ein Kuss landet auf meiner Wange, ein Teebecher in meiner Hand. »Das gönn ich mir jetzt auch«, flachst er, und seine Schlappen fliegen auf die Terrasse.

Barfuß stehen wir auf dem nassen Rasen und trinken heißen Tee an einem ganz gewöhnlichen Morgen eines ganz normalen Wochentages.

Heute schreibe ich die ersten Zeilen dieses Buches.

Mit dem Krebs leben lernen?

Jeder Mensch hat zu jeder Zeit in seinem Leben, ganz gleich, wie alt er ist, ein gewaltiges Lernpensum absolviert. In der Schule stehen Mathematik, Physik, Chemie, Biologie, Sprachen und vieles mehr auf den Unterrichtsplänen; außerdem wird uns Benehmen und soziales Verhalten beigebracht. Wir lernen, um uns in dieser Welt zurechtzufinden, um alleine auszukommen oder eine Familie gründen und ernähren zu können. Was wir aber nicht lernen, ist, große Lebenskrisen zu bewältigen, wenn zum Beispiel wir oder der Partner lebensbedrohlich erkrankt oder wir den Verlust eines geliebten Menschen durch Unfall oder Krankheit überwinden müssen. Weder in der Schule noch an der Universität oder im Beruf hat man uns Wege aufgezeigt, solche Situationen auszuhalten und zu meistern.

Viele Jahre ist es nun her, als das Leben meiner Familie und mir seine uns bisher verschlossenen Türen des Leids öffnete und uns gnadenlos herausforderte. Ich erfuhr, dass ich Krebs im weit fortgeschrittenen Stadium hatte. Völlig unvorbereitet wurden wir aus dem vertrauten Alltag gerissen. Wer hatte auch schon damit gerechnet, dass der Tod seine Krallen nach mir, die ich gerade erst 35 Jahre alt war, ausstrecken wollte? Krebs in solch jungem Alter? Unter diesen Kandidaten hatte ich mich nie vermutet. Doch Krebs macht vor keinem Alter Halt und hat vor niemandem Respekt.

Insgesamt leben rund fünf Millionen krebskranke Menschen in Deutschland. Ungefähr 360 000 erkranken jährlich neu, das bedeutet, alle anderthalb Minuten erfährt ein Mensch in Deutschland die Diagnose Krebs. Das sind schreckenerregend hohe Zahlen. Aber nicht nur die fünf Millionen Erkrankten sind davon betroffen, ebenso sehr zählen die Angehörigen und Freunde dazu, also Aber- und Abermillionen mehr Menschen. Krebs geht uns alle an! Fast jeder hat jemanden in seinem Familien- oder Freundeskreis, der an dieser Erkrankung leidet.

Seit Veröffentlichung meines ersten Buches »… und flüstere mir vom Leben« im Jahr 2001 halte ich in ganz Deutschland Vorträge und Lesungen. Ungefähr gleich viele Angehörige wie Betroffene sind unter den Zuhörern. Manchmal habe ich das Gefühl, dass die Angehörigen, die Partner und Freunde verzweifelter sind als die Kranken selbst. Hoffnungslosigkeit und Hilflosigkeit höre ich in ihrer Frage: »Wie kann ich bloß helfen?« Ihre Äußerungen sind alle ähnlich: »Ich fühle mich alleingelassen mit diesen Problemen«, »Man hat das Gefühl, völlig nutzlos zu sein«, »Ich fühle mich wie ein Versager«, »Ich tu alles, aber nichts kommt an«, »In mir ist grenzenlose Leere«, »Ich habe wahnsinnige Angst, einen geliebten Menschen zu verlieren«. Angehörige und Freunde sind in hohem Maße einem ganz besonderen Druck ausgesetzt. Auf der einen Seite verspüren sie das innere Bedürfnis, dem Kranken unbedingt helfen zu wollen, weil die Liebe so groß ist und das Verantwortungsbewusstsein sie dazu treibt. Auf der anderen Seite hindert sie Unsicherheit, was denn nun angesichts der Schwere und Bedrohlichkeit der Erkrankung wirklich helfen könnte, daran, die richtigen Entscheidungen zu treffen sowie Hilfe anzubieten oder auch andere Menschen um Hilfe zu bitten. Viele wollen helfen, stark sein, wissen aber meistens nicht, wie. Manche tun auch zu viel des Guten, wollen alles managen und meinen, in jeder Hinsicht bestens Bescheid zu wissen. Häufig jedoch stellen Angehörige ihre eigenen Ansprüche völlig zurück, leiden im Stillen, weil sie sich als Gesunde ja nicht beklagen wollen, übernehmen sich irgendwann, brennen aus, werden selbst krank und können dann dem Kranken nicht mehr helfen. Ihre Belastungen, Sorgen und Nöte sind immens. Dabei benötigen wir, die Erkrankten, in jeder Phase des Leidens so dringend die Hilfe von Familie und Freunden. Sie sind alle unentbehrlich, um wieder gesund werden zu können.

Ich weiß nicht, ob ich es ohne meine Familie und meine Freundin Carmen geschafft hätte, die zahlreichen durch die Erkrankungen hervorgerufenen Krisen zu bewältigen und vor allem: wieder stark zu werden. Als man mir damals die niederschmetternde Diagnose mitteilte, waren wir zunächst erst einmal alle wie erstarrt. Schock, Verwirrung und Ungläubigkeit bestimmten unseren Tag, und es hat einige Zeit gedauert, bis wir wieder klare Gedanken fassen und Entscheidungen treffen konnten. Es war wohl die härteste Schule des Lebens, durch die wir haben gehen müssen. In ganz kleinen Schritten, schließlich über Jahre, haben wir Lösungen für die vielen Probleme und Sorgen, die der Krebs ausgelöst hatte, gefunden. Wo lasse ich mich behandeln? Wie finden wir einen Spezialisten? Wer betreut die Kinder? Was sagen wir ihnen? Wie gehen wir mit unseren Gefühlen um, mit Angst, Traurigkeit, Verzweiflung? Wer macht wann Besuche im Krankenhaus, wer bringt was mit? Wer kocht, wer kauft ein? Wie können wir uns gegenseitig trösten, uns Mut machen? Nur mit der Zeit sind wir ein Team geworden, unterstützen uns gegenseitig, sind füreinander da. Wir haben gelernt, uns zu organisieren, Aufgaben zu verteilen, Gefühlen Ausdruck zu geben, sie einzugrenzen, und wir haben von neuem erlernt, uns wieder freuen zu können und den Augenblick zu leben. Wenn jeder Einzelne aktiv wird, das Geschehene akzeptiert und Verantwortung übernimmt, dann vergeht auch allmählich das Gefühl des Ausgeliefertseins, verringert sich die Angst vor dem Ungewissen, und gleichzeitig verstärkt sich die Zuversicht, eine Richtung zu haben und das Schicksal mitbestimmen zu können. Dann kann Leben wieder lebendig werden und für den Erkrankten und die Angehörigen ein heilsames Klima entstehen.

Mein Wunsch ist es, mit diesem Buch Mut und Hoffnung zu vermitteln. Zu selten hören wir von Überlebenden, dabei können wir gerade von ihnen viel lernen.

Natürlich gibt es kein Patentrezept. Jeder Mensch ist anders und auf seine Weise einzigartig. Jeder lebt in einer anderen, ganz persönlichen Familienkonstellation, in einem anderen sozialen Gefüge. Doch eines ist uns gemeinsam: Ein jeder braucht Liebe, Rückhalt und Verständnis. Werden diese Grundbedürfnisse beachtet und erfüllt, können wir eher nach Lösungen suchen und Entscheidungen für das Leben treffen.

Ich möchte von den Erfahrungen erzählen, die meine Familie, Freunde und ich gemacht haben, aber auch von den Menschen, die ich auf meinen Lesereisen kennengelernt habe. Wegfindungen, die weitergegeben werden müssen, weil sie zahlreiche Richtungen aufweisen, wie wir aus der vermeintlichen Sackgasse Krebs hinausfinden können. Gemeinsam.

Den Diagnoseschock überwinden

Ich habe Krebs

Im März 1998 musste ich mich wegen immer wiederkehrender Hüftgelenksentzündungen in einer Klinik an der Ostsee, weit entfernt von meinem Heimatort, behandeln lassen. Ich war 35, hatte eine junge Familie und einen interessanten Halbtagsjob. Die Ärzte versprachen, mir sollte es bald wieder besser gehen. Meine Eltern hatten die Gelegenheit genutzt, um mit meinen Kindern, sie waren drei, fünf und sieben Jahre alt, im Sauerland Urlaub zu machen. Mein Mann Jo war zu Hause geblieben, er musste arbeiten.

In der Klinik bekam ich plötzlich heftige, stechende Schmerzen in der rechten Brust.

An einem sonnigen, frühlingshaften Tag im März, nach einer Vielzahl von Untersuchungen, fiel am späten Nachmittag die Diagnose. Drei Worte. Anderthalb Sekunden. Und die Erde blieb stehen.

Ich habe Krebs.

Nicht einen kleinen Tumor, sondern einen ungemein teuflischen, der wie ein gedehntes Netz meine ganze rechte Brust umspannte. Teuflisch, weil er trotz Mammographie und Ultraschalluntersuchung unerkannt geblieben war. Teuflisch, weil er größer war als ein Tennisball und trotzdem kaum tastbar.

Tödlich, weil er bereits in die Lymphknoten gestreut hatte? Tödlich, weil ich erst 35 war? Die Ärzte waren betroffen, schauten zu Boden, sprachen leise und meinten, ich müsse so schnell wie möglich behandelt werden.

Ich muss sterben, dachte ich.

Erstarrt vor Todesangst wurde ich in mein Zimmer gebracht. Ich saß auf meinem Bett und bewegte mich nicht; ich konnte nicht wirklich sehen, nicht wirklich hören, weder klar denken noch normal fühlen. An der Wand mir gegenüber stand ein Wickeltisch, darüber bewegte sich langsam im Luftzug des geöffneten Fensters ein kleines Mobile aus gelben Papierenten. Es war noch gar nicht so lange her, da hatte meine Tochter Charlotte auf einer Wickelkommode gelegen und fasziniert die kreisenden Teddybärchen eines Mobiles mit großen Kulleraugen verfolgt. Erinnerungsblitze der Vergangenheit – unendliche Traurigkeit. Auf dieser Frauenstation wurde auch Leben geboren … Noch nie in meinem Leben hatte ich mich derart verlassen und einsam gefühlt. Ärzte und Schwestern glaubten mich gefasst, weil ich so ruhig war. Geschäftig, freundlich, aber wortkarg kamen sie herein und gingen wieder, ließen mich allein mit dieser schrecklichen, mir selbst völlig fremden Stille. Ich wollte sie festhalten, schreien: »Bitte, bleibt, bleibt doch, nehmt mich in den Arm, redet mit mir, holt mich raus aus diesem Zustand, ich will leben, ich will doch leben! Bitte, sagt mir, dass ich es schaffen kann! Ich habe doch Kinder!« Aber ich konnte es nicht. Die ganze Zeit verharrte ich in dieser Lähmung und war nicht einmal in der Lage, meine Familie anzurufen.

Für die Nacht erhielt ich, als Präventivmaßnahme sozusagen, eine Valiumtablette.

Noch nie zuvor hatte ich derart Schreckliches erlebt. Ein Unfallverletzter wäre mit »meinen« Symptomen sicherlich mehr überwacht worden. Man hätte sich um ihn gekümmert, mit ihm geredet. Aber mir war ja eigentlich nichts passiert, nichts »Akutes« zumindest; so war auch niemandem aufgefallen, dass ich unter schwerem Schock stand. Hätte mich doch nur jemand in den Arm genommen oder meine Hand gehalten, dann hätte ich vielleicht weinen können.

In den meisten Kliniken ist Zeit Mangelware. Dafür sorgt der drastische Stellenabbau zur Kostenreduzierung im Gesundheitswesen. Auch haben viele Ärzte Gesprächsführung und Mitteilen von lebensbedrohlichen Befunden nicht gelernt. Das ist kein Pflichtfach im Studium. Wir können also kaum erwarten, psychologisch aufgefangen zu werden, wenn die Diagnose Krebs fällt. Umso wichtiger ist es für jeden, der sich zur diagnostischen Abklärung begibt – wo immer auch diese stattfinden mag –, einen Angehörigen, Freund oder eine Freundin mitzunehmen.

Familie und Freunde erfahren von der Diagnose

Erst am Morgen »danach« rief ich Jo, Carmen und meine Eltern an. Ich weiß nicht mehr, was ich gesagt habe, und kann mich auch kaum an die Reaktionen meiner Familie erinnern. Ich war immer noch wie betäubt, alles erschien mir so unwirklich, wie in einem Albtraum. Ich erinnere mich nur noch, dass Carmen anfing zu weinen, dann den Hörer auflegte und mich kurze Zeit danach zurückrief. »Ich bin immer für dich da«, sagte sie mit tränenerstickter Stimme, »ich bin immer für dich da.« Mir war, als weinte sie mit ihren Tränen auch die meinen, die einfach noch nicht fließen konnten.

Meine Eltern dagegen – ich hatte nur meinen Vater gesprochen – standen so sehr unter Schock, dass sie zunächst, genauso wenig wie ich, ihre Gefühle zum Ausdruck bringen konnten.

Mein Vater erzählte mir später, wie der Tag war, bevor ich anrief, und was dann passierte:

»Nach einem gemütlichen, ausgiebigen Frühstück waren wir gerade dabei, den Abwasch zu machen. Die Kinder sangen fröhlich Lieder; Sebastian spielte mit dem Spüli-Schaum, bauschte ihn auf seinen Handrücken zu Bergen auf, die durch die Sonnenstrahlen, die durch das kleine Küchenfenster hineinfluteten, glitzerten bzw. ›diamanten‹, wie Sebastian es nannte. ›Alle Vögel sind schon da‹ stimmten wir gerade an, als dein Anruf kam und uns alles fortnahm. Deine Stimme war fremd. Tonlos und im Telegrammstil sagtest du mir, du müsstest sterben. Brustkrebs im Endstadium. Und immer wieder: Papa, Papa, ich muss sterben.«

Meinem Vater brach es schier das Herz, und er verstummte einfach. Meine Mutter fing an zu weinen, und Sebastian fragte sie: »Oma, warum weinst du? Hat die Mama angerufen? Weinst du wegen ihr?« Mit großen Augen schaute er zu ihr auf und versuchte, sie zu trösten: »Ach, Oma, der Mama geht es doch gut da. Sie wird ganz gesund nach Hause kommen und wieder richtig laufen können.«

»Genau, Oma«, bekräftigte Lionel, »du brauchst nicht zu weinen. Mamas Hüfte wird wieder heil gemacht.«

Charlotte hatte gar nichts mitbekommen und sang weiter.

Das war der traurigste, schrecklichste Moment im Leben meiner Eltern.

Das Telefongespräch mit Jo war kurz und knapp. Seine Reaktion war anders als die meiner Eltern. Jo zeigte keinerlei Gefühle, weder Entsetzen noch Angst oder Traurigkeit. »Dann komm nach Hause oder lass dich direkt in eine Klinik hier vor Ort verlegen«, war sein praktischer Rat. Viel mehr sagte er nicht. Als hätte ich nur eine Blinddarmentzündung oder eine ähnlich harmlose Erkrankung. Ich stand zu sehr unter Schock, als dass ich hätte schreien können: »Jetzt komm zu mir! Ich habe Krebs!«, was ja eigentlich eine normale Gegenreaktion gewesen wäre. Jo verleugnete die Schwere der Diagnose, und umso mehr fühlte ich mich alleingelassen, ganz und gar nur auf mich gestellt.

Was wir glauben, über Krebs zu wissen

Bei der Diagnose Krebs fallen die meisten Menschen, ähnlich wie meine Familie und ich es erlebt haben, in einen schockähnlichen Zustand, der sich häufig durch Verwirrung, Erstarrung oder Verleugnung äußert. Krebs überfällt uns und schürt unbändige, nie gekannte Ängste.

Wie kommt es, dass Krebs unser Leben derart aus den Angeln heben kann, wo es doch zahlreiche andere lebensbedrohliche Erkrankungen gibt? Es sterben statistisch gesehen weitaus mehr Menschen an einem Herzinfarkt.

Was geschieht in einem solchen Moment mit uns? Erstarren wir, weil wir bei dieser Diagnose zum ersten Mal über den eigenen Tod nachdenken und uns mit ihm auseinandersetzen müssen, da er plötzlich so nah zu rücken scheint? Weil wir mit Krebs unendliches Leid verbinden, nämlich Operationen,

Schmerzen, Verstümmelung, Chemo-, Strahlentherapie, Verlust der Berufstätigkeit, Siechtum und Sterben? Weil wir glauben, dass Krebs eine unheilbare Krankheit ist, die unweigerlich zum Tode führt? Woher kommen diese festen Vorstellungen?

Zum einen entstehen sie aus den Erfahrungen, die wir selbst in unserem Leben mit krebskranken Menschen gemacht haben, zum anderen aus Erzählungen von Freunden und Bekannten, aber auch aus den Medien, die fast täglich darüber berichten.

Was waren »meine« Erfahrungen mit Krebs? Mein Großvater war qualvoll in jungen Jahren an Krebs gestorben; meine Großmutter hatte Eierstock- und Gebärmutterkrebs mit nachfolgenden schmerzvollen Operationen – sie hat den Krebs aber überlebt und lebt heute noch; meine Mutter hatte in jungen Jahren Brustkrebs im Frühstadium – auch sie hat überlebt. Mit dem zusätzlichen Wissen aus Medienberichten hatte ich dann folgendes Verständnis: Krebs entsteht aus unseren eigenen Zellen, die plötzlich verrücktspielen, mutieren und sich unaufhörlich teilen. Bis heute weiß man noch nicht, warum unser Immunsystem versagt, wo die Kette der Abwehr nicht mehr funktioniert. Niemand hat so richtig die Kontrolle über die Krankheit. Krebs ist lautlos, schleichend und unheimlich. Er wächst im Verborgenen und wird oft erst sichtbar, wenn es bereits zu spät ist. Die Therapie kann qualvoll und langwierig sein, vielleicht sogar nicht einmal wirksam. Je früher der Krebs diagnostiziert wird, desto besser sind die Heilungschancen. Wenn die Erkrankung weit fortgeschritten ist, ist sie nicht mehr heilbar, der Tod steht sozusagen vor der Tür.

Was ich damals aber nicht wusste, war, dass es über hundert verschiedene Krebsarten gibt, die Wissenschaft in der Krebstherapie enorme Fortschritte gemacht hat, viele Krebserkrankungen geheilt werden können und es auch im fortgeschrittenen Stadium Chancen auf Heilung gibt. Dass bei Versagen einer Chemotherapie eine andere eingesetzt werden kann – vielleicht mit Erfolg. Ich wusste nicht, dass Chemotherapien auch gut vertragen werden, ebenso Strahlen, dass ich selbst den Heilungsprozess unterstützen und die Krankheit überleben kann! Und dass Krebs meinem Leben, in winzig kurzen Augenblicken, ungeahnte, noch nie gekannte Lebendigkeit zu schenken vermag.

Wenn Betroffene erzählen, dass sie Krebs als Chance für ein neues Leben begriffen haben, wirkt das auf viele Zuhörer zunächst befremdlich, aber genau das geschieht häufig, wenn der Tod unangemeldet anklopft: Man überdenkt sein Leben und erkennt, was man ändern möchte. Manche treffen tiefgreifende Entscheidungen, wechseln den Arbeitsplatz, ziehen an einen anderen Ort, trennen sich vom Partner. Andere verändern nur eine scheinbare Kleinigkeit wie zum Beispiel ihre Einschätzung von dem, was wichtig und was unwichtig im Leben ist. Auch ich kann heute – sechs Jahre nach der Diagnosestellung – sagen, dass mein Leben ein anderes geworden ist. Nicht schlagartig, sondern allmählich, im Laufe der Zeit. Den Krebs möchte ich natürlich auf der Stelle abgeben, nicht aber mein jetziges Leben. Jedoch betrachte ich diese Krankheit, gerade weil sie doch sehr bedrohlich und unberechenbar ist, nicht als Chance, sondern vielmehr als einen Hinweis, das Leben als Chance zu begreifen.

Ängste und Bedürfnisse zeigen

Nun ist uns der Blick in die Zukunft verwehrt. Meine Prognose war so schlecht, dass ich glaubte, nicht einmal hoffen zu dürfen, die nächsten zwei Jahre zu überleben. Umso schrecklicher war es, nach der Diagnoseeröffnung mutterseelenallein zu sein. Keiner meiner Angehörigen konnte mir beistehen, niemand mich in den Arm nehmen und mit mir weinen. Aufgrund unserer Entfernung von Hunderten von Kilometern war ich auf mich selbst angewiesen und nicht in der Lage, meine Gefühle auszudrücken.

Meinen Eltern erging es ähnlich. »Es war die Hölle auf Erden«, sagen sie. »Wenn das eigene Kind tödlich erkrankt, dann zerbricht man. Dann ist einem, als müsse man selber sterben.« Voneinander getrennt und doch mit einem Teil von mir – meinen Kindern – durchlebten sie eine Zeit, die sie nie vergessen werden. Traurigkeit in dunkelsten Schattierungen. Weinen ohne Tränen. Schreien ohne Stimme. Fühlen ohne Worte – in nicht enden wollenden Momenten verdeckt, ob sie nun zusammen aßen, im Wald spazieren gingen, Verstecken spielten oder abends Geistergeschichten erzählten. Die Kinder sollten nichts erfahren. Weitere drei Wochen blieben sie noch gemeinsam im Sauerland. Als sie zurückkamen, war ich schon längst operiert. Als ich viel später einmal danach fragte, wie sie das so lange aushalten konnten, antwortete meine Mutter: »Wie hätten wir dir denn anders helfen können? Die beste Lösung erschien uns, dass wir und die Kinder weiterhin Urlaub machen. So brauchtest du dir keine Sorgen um sie zu machen, und wir hatten das Gefühl, wenigstens etwas für dich tun zu können.«

Tief in meinem Innern aber hatte ich mir damals gewünscht,

die Familie würde sich in den Wagen setzen und sofort zu mir kommen. Ich brauchte Geborgenheit, Halt und Wärme, wollte mich einkuscheln und getragen werden wie ein kleines Kind. Allerdings nur von einer starken Familie, ein Zusammenbrechen meiner Liebsten hätte ich wohl kaum ertragen können, ebenso wenig wie Hysterie oder hektische Betriebsamkeit. Viele Betroffene erzählen mir nach meinen Lesungen, wie furchtbar es war, als sie ihre Angehörigen nach der Diagnosemitteilung auch noch trösten oder beruhigen mussten. Schmerz und Trauer sollten zugelassen werden, dennoch sollten die eigenen Ängste dem Betroffenen nicht zusätzlich aufgebürdet werden, denn der Erkrankte braucht viel Kraft und Energie für sich selbst und die volle Unterstützung von seiner Familie und seinen Freunden.

Im Nachhinein betrachtet, hatten mir meine Eltern durch ihre Entscheidung, mit den Kindern in den Ferien zu bleiben, tatsächlich eine große Sorge abgenommen, denn Jo konnte sich zu der Zeit beruflich keine freien Tage nehmen. Auch für die Kinder war diese Entscheidung sicherlich richtig.

Ich denke, dass man Kinder – besonders wenn sie noch klein sind – vor solchen Ausnahmezuständen in der Familie unbedingt schützen sollte. Erst wenn man einigermaßen gefestigt ist, können Kinder häppchenweise die Wahrheit vertragen. Der richtige Zeitpunkt, Art und Weise, wie viel und was man ihnen sagt, sollten gut überlegt sein. Dieses Thema werde ich noch ausführlich in dem Kapitel »Kinder brauchen Wahrheit« beleuchten.

Frage ich meine Kinder heute, welche Erinnerung sie an diesen Urlaub haben, antworten sie freudestrahlend: »Da möchten wir noch mal hin!« Sie verbinden die ganze Katastrophe nicht mit der Ferienzeit im Sauerland. Lionel sagte mir noch vor kurzem, als wir darüber redeten: »Wir haben geglaubt, was uns Opa gesagt hat. Die Oma weint, weil sie Bauchschmerzen hat.« – »Das haben sie aber gut vor uns verheimlicht, dass du Krebs hattest«, fügte Sebastian hinzu. Charlotte sind nur noch die vielen Eichhörnchen, die gemütlichen Schlafkojen und die leckeren Apfelpfannkuchen von ihrer Oma in Erinnerung geblieben.

Ich weiß, wie glücklich ich bin, wenn meine Racker ausgelassen mit mir schmusen wollen, am liebsten alle drei zugleich, oder wenn beim Spazierengehen ihre klebrigen Händchen meine Hand suchen, um Halt zu finden, Charlotte begeistert versucht, einem Häschen nachzulaufen, Sebastian voller Stolz auf den höchsten Ast klettert, Lionel hartnäckig um eine neue Geschichte über die Römer bettelt, sie abends nach Shampoo und Zahnpasta duftend für eine Gutenachtgeschichte ins Wohnzimmer stürzen, wenn alles gerade voller Liebe und Leben ist und einem plötzlich unendliche Traurigkeit den Atem abschnürt. Ich weiß, wie es für meine Eltern gewesen sein muss – ähnlich qualvoll, weil sie ihre Ängste, ihre Traurigkeit nicht zeigen durften. Sie hatten keinen »Raum«, um darüber zu sprechen, um zu weinen oder sich gegenseitig zu trösten. Heimlich hatten sie geweint, nachts, wenn die Kinder schliefen, oder wenn sie mit meiner Schwester in einem anderen Zimmer telefonierten. Mein Vater sagt, dass es manchmal kaum noch zum Aushalten gewesen sei und dass er dann am liebsten einen Arzt angerufen hätte, um von ihm – dem Experten – zu hören, dass es Hoffnung gibt.

Das wäre möglicherweise eine gute Lösung für meinen Vater gewesen. Wenn man einen einfühlsamen Hausarzt hat, kann dieser – auch ohne Befunde – beruhigen und Mut machen. Von vielen Angehörigen habe ich erfahren, dass ein Erste-Hilfe-Gespräch mit dem eigenen Hausarzt sehr nützlich sein kann.

Obwohl es für meine Eltern fast unerträglich gewesen ist, ihre eigene Traurigkeit vor meinen Kindern zu verheimlichen, haben sie sich ganz bewusst für diesen Weg entschieden, in der Absicht, mir damit zu helfen, und vielleicht spürten sie auch, dass die vielen Aktivitäten mit ihren Enkeln sie ablenken würden. Sie machten weiter und schafften sich eine Alltagsroutine, die manchmal vergessen ließ.

Grundsätzlich ist es in dieser ersten Zeit der Auseinandersetzung wichtig, den Gefühlen der Angst und Traurigkeit freien Lauf zu lassen. Häufig funktioniert das aber nicht, schon gar nicht im Alleingang. Es ist gut, wenn der Erkrankte, seine liebsten Angehörigen und enge Freunde das Leid miteinander teilen können, indem sie zusammentreffen und ihren Gefühlen Ausdruck verleihen. Dies muss nicht durch Reden geschehen, viele Worte sind sowieso zunächst zu belanglos für das, was wir empfinden. Unsere Gedanken sind noch so konfus, dass sie sich im Kreise drehen. Verzweifeltes und machtloses Zureden mit Muss-Ratschlägen wie »Du musst jetzt positiv denken«, »Da musst du jetzt durch«, »Du musst kämpfen«, »Du musst stark sein, hörst du!« ist wenig hilfreich. Genauso schlecht ist es, in der ersten Panik mit Vorwürfen auf den Erkrankten loszustürmen: »Siehst du, das hast du jetzt davon, du hast dich jahrelang nur gestresst«, »Das kommt vom Rauchen, ist ja ganz klar«, »Hättest du nur auf mich gehört und vernünftig gegessen« und so weiter. Hinter solchen Vorwürfen steht einerseits das Bedürfnis, sich die Erkrankung, die so plötzlich zugeschlagen hat, erklären zu können – irgendetwas, irgendjemand muss ja Schuld daran haben –, andererseits äußert sich darin nicht selten die Angst der Angehörigen, selbst an Krebs zu erkranken. Durch die Umkehrwirkung des Gesagten versuchen sie, sich zu entlasten: »Ich habe keinen Stress«, »Ich rauche nicht«, »Ich ernähre mich gut, also bekomme ich keinen Krebs«. Besonders furchtbar für den Erkrankten ist es, wenn ihm Angehörige und Freunde die traurigen Geschichten der Menschen auftischen, die an Krebs gestorben sind. Ehrliche, bedingungslose Anteilnahme dagegen tut gut. Worte, wie die von Carmen beispielsweise: »Ich bin immer für dich da.« Noch heute höre ich, wie sie diesen Satz wiederholte, der eine so klare, helfende Botschaft vermittelt: Du bist nicht allein. Mein Unterbewusstsein hatte diese Worte aufgenommen und verstand die Liebe, die darin zum Ausdruck kam. Eine andere Art, Gefühle zu zeigen, finden wir in der Berührung. Eine Umarmung, ein Streicheln oder das Halten der Hand kann sehr heilsam sein, Gefühlsblockaden und Verwirrung lösen, Dämme brechen und Tränen zum Fließen bringen. Leider sehen gerade Männer Tränen immer noch als ein Zeichen der Schwäche – als etwas Unmännliches – an und schämen sich dieser; dabei ist Weinen eine der menschlichsten und natürlichsten Reaktionen, die es gibt. Dadurch entsteht Raum für Klarheit, eine Bedingung für einen wachen Verstand, den wir brauchen, um über die Diagnose, über Therapie, Ängste, Sorgen und Wünsche reden und lebenswichtige Entscheidungen treffen zu können!

Für viele ist es eine fast unüberwindbare Hürde, die Diagnose Krebs zu akzeptieren. Es gibt Menschen, die sie zunächst leugnen, so wie Jo es getan hat. Seine ersten Gedanken waren: »Nein, das darf nicht sein. Es ist nicht. Ich fühle nicht und erleide dann auch keinen Schmerz.« Jo wollte die Situation verdrängen, weil er seiner Meinung nach damit am besten überleben konnte in dieser Welt, in der er weiterhin funktionieren musste – als Familienernährer und Vater von drei Kindern. Durch Verleugnung schützte er sich, um sich nicht selbst zu verlieren. Er hat den Gedanken, dass ich vielleicht bald nicht mehr da sein könnte, nicht ertragen, deswegen schob er ihn lieber beiseite.

Auch manche Erkrankte leugnen zunächst die Diagnose. Sie wollen nicht wahrhaben, dass es Krebs ist, denn sie fühlen sich gesund, haben keine Schmerzen, keinerlei Symptome. »Ich doch nicht. Da liegt ein Irrtum vor.« Sie mutmaßen vertauschte oder fehlerhafte Befunde, suchen verschiedene Ärzte auf, in der Hoffnung, diese mögen etwas anderes sagen und sie aus dem Albtraum holen. Andere tun so, als wären sie gar nicht betroffen, ziehen sich zurück und wollen niemanden sehen und mit keinem Menschen sprechen. Bekommen sie im Krankenhaus Besuch, drehen sie sich weg und kehren ihm den Rücken zu, um zu signalisieren: »Ich schaff das auch allein, ich brauche euch nicht.« Dahinter steckt häufig die Angst, genau auf diese Menschen eines Tages angewiesen, von ihnen abhängig zu sein. Das verstärkt sich umso mehr, wenn der Erkrankte ein sehr eigenständiges Leben geführt hat.

Reaktionen der Verleugnung sind völlig normal und bedürfen gegenseitigen Verständnisses und viel Einfühlungsvermögens. Jeder braucht seine Zeit, die Tatsache, an Krebs erkrankt zu sein, zu verarbeiten. Nur – heilsam ist Verleugnung nicht, vielleicht eine Erste-Hilfe-Maßnahme; auf Dauer aber sind eine Auseinandersetzung, das Miteinanderreden unabdingbar, um die Krankheit zu akzeptieren und nicht an ihr zu zerbrechen.

Ein Patentrezept, um diesen Diagnose-Ausnahmezustand möglichst schnell zu überwinden, gibt es nicht. Wenn der Erkrankte nicht gerade in einem akut lebensbedrohlichen Zustand ist, sollten er und die Angehörigen sich ein paar Tage – die haben wir! – Zeit nehmen, um den anfänglichen Schock zu verdauen. Hierfür sind Ehrlichkeit und Offenheit aller eine wichtige Voraussetzung.

Wir müssen füreinander da sein. Angehörige und Freunde sollten versuchen, in die Haut des Erkrankten zu schlüpfen und zu spüren, wie er sich fühlt, wie zerrissen seine Welt jetzt wohl sein mag und was er jetzt braucht. Möchte er erst einmal allein sein und Ruhe haben oder im Kreise der Liebsten über seine Ängste und Sorgen reden? Wünscht er Ermutigung, oder möchte er einfach in den Arm genommen werden, um weinen zu können? Es sind die Augen, die erzählen, Mimik und Gestik, die betonen, es ist der Klang der Stimme, der verrät. Sehr hilfreich ist es, dem Erkrankten zu sagen, dass er nicht allein ist, dass er den Weg nicht allein gehen muss, weil man für ihn da sein wird.

Überlebenswichtige Entscheidungen treffen

Ich lebe – jetzt!

Noch am selben Morgen, nachdem ich meiner Familie und Carmen am Telefon von meiner Diagnose erzählt hatte, mir aber keiner helfen konnte und niemand zu mir kam, wollte ich mir Hilfe und Unterstützung von außen holen. So rief ich eine mir bekannte Psychologin an. »Ich will nicht sterben, ich will nicht sterben«, flehte ich.

Sie erwiderte nicht allzu viel, aber mit einem Satz, der zunächst wie ein Allerweltssatz klang und doch, beim »Hineinhören«, tief im Innern Wurzeln für das Leben zu schlagen vermochte, erlöste sie mich aus meiner Erstarrung: »Entscheiden Sie sich für das Leben.«

Ein Satz, der in meinem Bewusstsein von dem Moment an seinen Platz eingenommen hat und dessen Aufforderung sich wie ein Leitfaden durch mein weiteres Leben zieht, bis zu diesem heutigen Tag.

Leben! Als ich dort ganz allein in meinem Krankenzimmer war, fühlte ich sehr intensiv, dass ich doch gerade jetzt lebte! Ich ging zum Fenster, dessen Ausblick ich zum ersten Mal bewusst wahrnahm. Der Himmel war wolkenlos, strahlend blau. Ich schaute auf Linden, die bereits den Frühling verrieten; hörte Vogelgezwitscher; sah die belebte Straße, die Menschen, die auf und ab gingen, Kinder, die Ball spielten; vernahm Autogeräusche, Stimmengewirr; atmete die frische Luft. Leben! Ja, ich lebte! Ich schaute hinaus und hinein in eine ganz gewöhnliche Alltagsszene, wie sie gestern und vorgestern war – und auch morgen und übermorgen noch sein würde? Ein sonderbarer Gedanke berührte mich. Nein, diese Alltagsszene war einzigartig und zerbrechlich, ständig im Wandel und würde nie mehr so wie jetzt gerade – eben? – sein. Schon gleich würde die Sonne einen anderen Stand haben, die Temperatur eine andere sein, der Wind sich ändern, die Autos, die Menschen woanders sein. Der Augenblick ist lebendig, die Sekunde davor schon nicht mehr, die Sekunde danach ist ungewiss. Ich habe Krebs, aber deswegen muss ich nicht sterben. Jetzt sowieso noch nicht – zumindest nicht an Krebs! Ich habe Zeit. Ich werde sie nutzen. Ich werde sie leben!

»Entscheiden Sie sich für das Leben.« Dieser Satz rüttelte mich regelrecht wach, ordnete meine Sinne, schaffte Platz für Mut und Hoffnung.

Auf der Suche nach kompetenten Medizinern

Ich brauche den besten Chirurgen, den besten Onkologen, meine Familie und Freunde. Gemeinsam können wir es doch schaffen. Ich werde alles dafür tun. Ich muss jetzt handeln, jetzt sofort!

Wieder griff ich zum Telefon. Wer war der »beste« Chirurg? Sicherlich konnte nicht jeder Arzt meinen ausgedehnten Befund gleich gut – lebensrettend? – operieren. Ich kannte mehrere große Klinikzentren zu Hause in meiner Umgebung, ließ mir über die Auskunft die Nummern geben und rief sie nacheinander an. Über das jeweilige Chefsekretariat war es mir gelungen, im Laufe des Tages die leitenden Ärzte zu sprechen. Mit den radiologischen Befunden in meiner Hand – ich hatte sie mir alle in Kopie geben lassen – erklärte ich kurz meine Situation und stellte Fragen: wie häufig im Haus Operationen an der Brust wegen Verdacht auf Krebs durchgeführt würden, wie die Erfahrungswerte bei Tumoren in Tennisballgröße und Lymphknotenbefall seien, ob ein sofortiger Aufbau nach Amputation grundsätzlich gemacht werden könne, ob die Behandlung mit Chemo und Strahlen im selben Haus stattfände? Auf der Rückseite der Speisekarte für die Woche machte ich mir Notizen. Am Abend hatte ich mich entschieden. Ich würde am nächsten Morgen in eine mir bereits vertraute Klinik, in der ich Sebastian zur Welt gebracht hatte, ganz in der Nähe meines Heimatortes, fahren. Die gynäkologische Abteilung dieses Krankenhauses hatte einen sehr guten Ruf, und fremd würde ich mich dort auch nicht so sehr fühlen. Der Chefarzt hatte mir nach zwei langen Telefonaten versichert, dass ich bei ihm bestens versorgt würde. »Leider muss ich fast täglich an Brustkrebs erkrankte Frauen operieren«, sagte er und fügte hinzu: »Es ist schrecklich. Die Frauen werden immer jünger, da möchte man als Arzt manchmal fast das Handtuch werfen. Aber jetzt kommen Sie erst einmal zu uns, und ich werde alles in meiner Macht Stehende tun, um Ihnen zu helfen. Bei uns sind Sie wirklich in guten Händen. Mein Team und ich erwarten Sie morgen am späten Nachmittag, okay?«

Dieses offene und ehrliche Gespräch hatte mir Mut gemacht und das Gefühl gegeben, dass sich die Ärzte in dieser Klinik wirklich um mich kümmern würden. Bewegung kam wieder in mein Leben, und ich löste mich allmählich aus meiner Ohnmacht. Ich fühlte mich nicht mehr fremdbestimmt, sondern hatte das Gefühl, selbst etwas tun zu können, und war zuversichtlich, die richtige Entscheidung getroffen zu haben.

Nach dem Zusammenpacken meiner Sachen bat ich die Ärzte um Kopien sämtlicher Befunde sowie die Aushändigung der Röntgenbilder. Am nächsten Tag schon reiste ich ab aus Norddeutschland in Richtung Heimat und direkt in die Klinik.

Entscheidungen, wo die Behandlung stattfinden und wer sie durchführen soll, können überlebenswichtig sein. Nicht jedes Krankenhaus verfügt über die erforderlichen Strukturen, um auf höchstem Niveau wissenschaftlicher Erkenntnisse behandeln zu können. Nicht jede Klinik verfügt über spezialisierte Ärzte. Ein Arzt, der nur dreißig Operationen an der Brust im Jahr durchführt, hat sicherlich nicht so viel Erfahrung wie derjenige, der jährlich hundertmal einen solchen Eingriff macht. Wir sollten uns nur dort behandeln lassen, wo auch viele Erfahrungswerte vorliegen, also in einem für unser Problem entsprechenden Kompetenzzentrum, von dem wir wissen, dass die dortigen Ärzte täglich mit diesem Problem zu tun haben. Die Erstbehandlung ist häufig entscheidend für den weiteren Verlauf der Erkrankung. Sie beeinflusst maßgeblich unsere Prognose!

Mir hatte es richtig gutgetan, aktiv zu werden, den Arzt bzw. die Klinik selbst auszusuchen. Ich fühlte mich wach und nicht mehr als Opfer, sondern als mitbestimmend im weiteren Geschehen. Für die Gefühle der Traurigkeit und Angst – so spürte ich – würde ich noch Zeit genug haben. Ich hatte diese unbewusst erst einmal auf Eis gelegt. Zum einen, so glaube ich, weil ich sie mit niemandem hatte teilen können, zum anderen – so sehe ich das heute –, weil ich als Kind gelernt hatte, negative Gefühle zu unterdrücken. Ich durfte nie Wut zeigen oder weinen.

Für andere mag es unmöglich sein, in dieser Ausnahmesituation auch noch solch schwerwiegende Entscheidungen treffen zu müssen. In diesem Fall sollten sich Angehörige oder Freunde unter Zustimmung des Kranken darum kümmern. Sie können Informationen sammeln, eine Zweitmeinung einholen und anschließend mit dem Erkrankten gemeinsam überlegen, welche Klinik und welcher Arzt richtig für die persönlichen Bedürfnisse sind. Dabei muss man unbedingt besonnen vorgehen; nicht selten werden Angehörige übereifrig. Jeder wird plötzlich hellhörig, schnappt hier und da etwas über Krebs und Therapien auf. Diskussionen, sogar recht hitzige, werden entfacht, und der Erkrankte wird regelrecht von Informationen und wohlmeinenden Ratschlägen überrollt. Auch Berichte über Neuheiten in der Krebstherapie, die wir fast täglich in Illustrierten finden, sind sehr kritisch zu bewerten. Häufig stimmen sie nur teilweise, manchmal auch gar nicht. Zu viel Zeit geht verloren, und es werden, so erzählen mir Betroffene, nur allzu oft Fehlentscheidungen getroffen, weil jeder einen noch besseren Vorschlag hat, seien es Verfahren der Alternativmedizin oder der hochmodernen Therapie, ein bekanntes Tumorzentrum oder ein niedergelassener, ambulanter Onkologe (Krebsspezialist) oder vielleicht auch der *gute* Arzt zwei Straßen weiter. Eine mögliche Lösung für eine gezielte Informationsrecherche ist, dass nur zwei oder drei Personen aus der Familie oder dem Freundeskreis mit dieser Aufgabe betraut werden. Vielleicht diejenigen, die bereits in der Vergangenheit schwierige Lebens- oder Krisensituationen gemeistert haben und dabei einen klaren Kopf behalten, sachlich entschieden und gehandelt haben.

Wer kann die Recherchen nach der geeigneten Klinik und dem Spezialisten unterstützen? Wo soll man anfangen zu suchen? Viele denken zunächst an den Hausarzt als Wegweiser. Es ist jedoch möglich, dass dieser, vor allem bei seltenen, komplizierten oder weit fortgeschrittenen Erkrankungen, überfordert sein kann. Und es kommt leider auch vor, dass Hausärzte die Patienten erst einmal einfach ins nächstgelegene Krankenhaus einweisen, weil sie keine Zeit haben, sich mit der Situation intensiver auseinanderzusetzen oder sich nicht zuständig fühlen. Die Wahrscheinlichkeit, dass dadurch wertvolle Zeit verlorengeht oder der Patient falsch behandelt wird, ist relativ groß.

Seriöse, kompetente Ansprechpartner, an die wir uns immer – kostenfrei – wenden können, wenn wir Fragen zu Fachkliniken, Tumorzentren, Experten, Behandlungsmethoden, Studien, Informationsbroschüren, Ratgebern, Komplementärmedizin, Schmerztherapien oder Selbsthilfegruppen haben, sind im Anhang aufgeführt.

Da in der Regel bei diesen wichtigen Überlegungen keine übertriebene Eile geboten ist, sollte man sich die Zeit nehmen, die vielen Kriterien, die bei der Wahl der Klinik oder des Arztes entscheidend sind, auch zu berücksichtigen. Unter anderem zum Beispiel, ob der Erkrankte bereit und in der Lage wäre, sich in einer anderen Stadt behandeln zu lassen. Letztendlich soll der Patient die Zügel in der Hand halten, über sein Leben selbst bestimmen dürfen, das heißt auch, nach dem Zusammentragen und Auswerten der Informationen das Krankenhaus wählen, in dem er sich behandeln lassen will.

Teamarbeit im Kreis der Angehörigen

Steht ein längerer Klinikaufenthalt an, vielleicht auch eine Chemo- oder Strahlentherapie, sind etliche andere Dinge vorher zu klären: Wer führt den Haushalt weiter? Wer übernimmt die Kinderbetreuung? Wer kümmert sich um die Großeltern? Wer um das Haustier, den Garten? Wer macht wann Besuche? Wenn solche Situationen eintreten, wird uns häufig erst bewusst, wie sehr wir einander brauchen und aufeinander angewiesen sind. Plötzlich steht der ganz normale Alltag auf dem Kopf, weil eine Person in der Familie ausfällt. Um dieser Situation Herr zu werden, sollten Angehörige und Freunde ein Team bilden, wobei im Idealfall der Kranke die einzelnen Mitglieder mitbestimmt. Für viele mag das neu und schwierig sein, plötzlich zusammenarbeiten zu müssen. Manche wollen sich gar nicht mit dieser lebensbedrohlichen Erkrankung auseinandersetzen und möchten sich zunächst am liebsten zurückziehen, weil sie selbst große Angst davor haben. Eine gute, wohl durchdachte Strategie im Team zu entwickeln, muss aber das Ziel sein, um einerseits den Heilungsprozess des Erkrankten zu unterstützen und andererseits das Leben jedes einzelnen Mitgliedes zu erleichtern. Hierfür sind einige Anstrengungen erforderlich, aber gerade das Handeln in der Gegenwart gibt einem auch das Gefühl, helfen zu können. Gelingt eine gute Teamarbeit, behält der Einzelne die nötige Kraft, die Krise besser zu meistern und für den Kranken da zu sein. Im Team brennt niemand so schnell aus, weil die Aufgaben verteilt, die Bedürfnisse eines jeden eher berücksichtigt und respektiert werden. Wenn jedes Mitglied Eigenverantwortung übernimmt und aktiv wird, fühlt sich der Einzelne nicht mehr so einsam, verringert sich die Angst vor dem Ungewissen und das ohnmächtige Gefühl, nichts für den Kranken tun zu können.

Auch meine Familie hat sich organisieren müssen. Unvorhergesehen landete ich etliche Male im Krankenhaus, teilweise erstreckten sich die Klinikaufenthalte über Monate. Die Lage war manchmal so prekär – Mutter im Krankenhaus, Vater im Beruf, Großeltern gerade im Urlaub –, dass wir zunächst nicht wussten, wer sich um die Kinder kümmern konnte. Dadurch jedoch, dass wir die ganze Familie und unsere Freunde in dieser Krisenzeit mit einbezogen hatten, ließen sich immer Lösungen finden; so vermochte aber auch etwas Neues zu entstehen, ein zuvor noch nie gekannter Zusammenhalt, eine Verbundenheit durch Liebe. Unsere Familie hat sich erweitert, und zwischen uns hat sich nun ein Band von Hamburg über Ratingen, Mülheim an der Ruhr bis nach Essen gebildet. Heute wissen wir, dass wir durch diese intensive Zusammenarbeit reicher geworden sind.

Erkrankte, die allein sind, deren Familie nicht vor Ort ist, in einer anderen Stadt oder gar in einem anderen Land lebt, sind ganz besonders auf Hilfe von Freunden, Kollegen, Bekannten und Nachbarn angewiesen. Für einen Alleinstehenden ist es ganz wichtig, sich aktiv darum zu kümmern, dass ihm Hilfe zuteil wird. Wenn er sich eine Liste macht und konkret Aufgaben verteilt, zum Beispiel: »Jemand muss den Garten pflegen, meine Blumen gießen«, »Wer nimmt den Hund?«, »Wer fährt mich zur Bestrahlung?«, »Ich möchte Besuche, wenn ich in der Klinik bin«, »Ich brauche jemanden zum Reden«, »Ich möchte mal ausgehen« etc., dann fühlen sich die Außenstehenden auch nicht mehr so hilflos. Viele melden sich nämlich nicht, weil sie nicht wissen, was sie tun können, sind aber mit Sicherheit bereit zu helfen, wenn man sie darum bittet. Also muss man als Erkrankter die Hilfe regelrecht anfordern. Nun gibt es Menschen, die sich nicht trauen, um etwas zu bitten, weil sie anderen nicht zur Last fallen möchten. Diesen Erkrankten rate ich, die Rollen einmal im Geiste zu vertauschen und sich einen an Krebs erkrankten Menschen aus ihrem Umfeld, der sie um Hilfe bittet, vorzustellen. Sicherlich würden sie die Hilfe nicht verweigern! Jedenfalls kostet es nicht mehr als ein bisschen Überwindung, andere um Hilfe zu bitten. Bekommt man, aus welchen Gründen auch immer, ein Nein zu hören, dann sollte man darüber nicht ins Grübeln geraten, sondern den Nächsten fragen und so fort, bis man die notwendigen Helfer gefunden hat.

Die erste Zeit im Krankenhaus –
Gefühle und Reaktionen

Wir wagen keine Tränen

Es regnete in Strömen, als ich von der Klinik in Norddeutschland abfuhr. Ich erinnere mich noch genau an diesen Moment. Unter dem Schutz eines großen, dunkelblauen Regenschirms begleiteten mich zwei Schwestern hinaus zum Wagen und halfen, das Gepäck zu verstauen, wünschten mir alles Gute, Mut und Kraft für den weiteren Weg und gaben mir für die Fahrt ein vom Küchenpersonal zusammengestelltes Proviantpaket mit. Ich kann gar nicht beschreiben, wie wohltuend diese menschliche Anteilnahme für mich damals gewesen ist, und ich werde sie immer in meiner Erinnerung bewahren.

Es war bereits früher Abend, als ich nach sechs Stunden Autofahrt in der Klinik, für die ich mich entschieden hatte, ankam. Jo war schon vor mir eingetroffen. Ich sah ihn auf dem Flur der Frauenstation auf mich warten. Sofort nahm er mir die Koffer ab, und wir gingen zum Schwesternzimmer, um mich anzumelden. Dann brachte uns ein Pfleger auf mein Zimmer, das am Ende des langen Korridors lag. Jo ging zwei Schritte vor mir. Wir hatten uns gar nicht richtig begrüßt. Er war mir fremd, so wie alles um mich herum mir seltsam, unwirklich, dem Leben entrückt schien. Schwarz – weiß, Leben – Tod, ein böser Traum oder gar Science-Fiction? Wir waren in einem fensterlosen, düsteren Gang, dessen auf Hochglanz gebohnerter Linoleumboden meine Augen blendete; dunkelbraune Türen rechts und links unterbrachen das Weiß der Wände. Desinfektionsgeruch stieg mir in die Nase, ich hörte Babygeschrei, das Geschirrklappern bei der Abendbrotverteilung, sah Patientinnen im Morgenrock, Besucher und Schwestern, die mir entgegenliefen oder in meiner Richtung über den Flur eilten – aber wohin ging ich? Über genau diesen Flur hatte ich vor fünf Jahren, damals überglücklich, meinen neugeborenen Sohn Sebastian in seinem Bettchen gerollt. Alles ist anders, und nichts wird mehr so sein, wie es einmal war, dachte ich, und ein dicker Kloß im Hals ließ mich fast ersticken. Bloß nicht weinen, nur jetzt nicht zusammenbrechen, versuchte ich mich zu fassen. Vielleicht müsste sonst auch Jo weinen, und wir würden in einem Meer von Tränen ertrinken. Die Traurigkeit hatte in meinem Herzen doch einen solch unermesslich großen Platz eingenommen, dass ich glaubte, in ihr unterzugehen, ließe ich sie zu. Nein, ich brauchte jetzt meine ganze Energie und Aufmerksamkeit für die Gespräche mit den Ärzten.

Im Zimmer fing ich an, ohne auch nur aufzuschauen, die Koffer auszupacken. Jo half mir dabei. Auch er konnte seine Gefühle nicht zeigen. Er verdrängte ebenso wie ich. Schweigend und lautlos legten wir beide die Wäsche in den Schrank und brachten die Duschutensilien ins Bad. Wir sahen uns nicht an, redeten nicht, berührten uns nicht. Gerade, als die letzten Sachen verstaut waren, wurden wir zum Chefarzt gerufen. Mein Herz raste.

Gemeinsames Gespräch beim Arzt

Ungefähr eine halbe Stunde waren wir im Sprechzimmer des Professors. Am nächsten Tag wollte er die Operation durchführen. Die Brust müsste mit großer Wahrscheinlichkeit amputiert werden. Ich war so nervös, dass ich nur die Hälfte von dem Gesagten verstand. Dabei hatte ich mir doch fest vorgenommen, einen klaren Kopf zu behalten. Jo musste mir später, als wir zurück im Zimmer waren, immer und immer wieder erzählen, was der Chefarzt im Einzelnen gesagt hatte. Viele, viele Fragen stellten sich mir auf einmal: Wie lange die Operation dauern würde und ob ich danach Schmerzen hätte? Würden alle Lymphknoten weggenommen? Könnte ich dann auch weiterhin den Arm ganz normal bewegen? Wie lange müsste ich auf den pathologischen Befund warten und im Krankenhaus bleiben? Würde ich mich auf jeden Fall einer Chemotherapie unterziehen müssen? Könnte ich auch wieder gesund werden?

»Tu was, stell einen Fragebogen zusammen, schreib alles auf, was du wissen willst. Wenn heute Abend der Stationsarzt kommt, um dich über die Operationsrisiken aufzuklären, bist du dann gut vorbereitet. Am besten, du notierst dir ebenfalls seine Antworten«, riet Jo und drückte mir Stift und Papier in die Hand. Dann blieb er nicht mehr lange. Mit einem Kuss auf die Wange und den Worten: »Eigentlich bin ich ja jetzt nur noch überflüssig hier«, verabschiedete er sich, und ich spürte, dass er erleichtert war, aus dem Krankenhaus flüchten zu können. Er wirkte erschöpft und müde, versprach mir noch, er würde bei mir sein, wenn ich am nächsten Tag aus der Narkose aufwachte, und danach fuhr er nach Hause.

Ich machte mich an die Arbeit, Fragen zu ordnen und dann

auf Papier zu bringen. Es tat mir gut, etwas Sinnvolles für mich tun zu können.

Es kann in der Tat mehr als nur hilfreich sein, sich gut auf das Gespräch mit dem Arzt vorzubereiten, indem man einen Fragebogen erstellt. Klinikärzte haben heutzutage meist sehr wenig Zeit, so dass wir sie nicht einfach für jede vergessene Frage aufsuchen, anrufen oder zu einer erneuten Visite bestellen können. Wollen wir detaillierte Informationen von ihnen, müssen wir dafür sorgen, die kurzen Gesprächszeiten so gut wie möglich zu nutzen. Obwohl ich mich für das Gespräch mit dem Chefarzt vorbereitet geglaubt hatte – gedanklich erschien mir ja alles klar und geordnet –, konnte ich, als es darauf ankam, kaum dem Gespräch folgen, geschweige denn meine Fragen stellen. Ich war plötzlich viel zu nervös und überschwemmt von Ängsten und Sorgen. Als ich mir nun die einzelnen Fragen, die ich dem Oberarzt stellen wollte, aufschrieb, achtete ich darauf, sie so zu formulieren, dass der Arzt nicht einfach mit Ja oder Nein antworten konnte. Ich fragte nicht: »Werde ich Schmerzen haben?«, sondern: »Welche Medikamente bekomme ich, wenn ich Schmerzen nach der Operation habe?« Die Antwort darauf würde mir gleich mehrere Informationen liefern, nämlich, ob ich überhaupt mit großen Schmerzen rechnen müsste – und wenn ja, was man dagegen tun würde. Hingegen hatte ich Fragen, welche die Ärzte wohl kaum beantworten können, wie zum Beispiel: »Werde ich wieder gesund?«, nach einigen Überlegungen von meiner Liste gestrichen.

Am besten, ein Familienangehöriger oder Freund ist bei dem Arztgespräch mit dabei, denn vier Ohren hören mehr als zwei. Häufig interpretiert auch der Partner das Gesagte ganz anders als der Erkrankte, der nämlich dazu neigt, jedes einzelne Wort

auf die Waagschale der Angst zu legen und negative Rück-
schlüsse zu ziehen. »Es sieht ernst aus«, sagt der Arzt, und seine
Stirn legt sich in Sorgenfalten. »Es ist aussichtslos«, interpretiert der Erkrankte und gerät in Panik oder fällt in Resignation.
»Das hat der Arzt überhaupt nicht gesagt«, kann aber der Partner dagegenhalten und erklären.

Die Deutsche Krebshilfe bietet zu diesem Thema eine sehr
leicht verständliche und ausführliche Broschüre an, unter anderem mit Fragekatalogen zu den unterschiedlichsten Krebserkrankungen.

Warum wir unsere Gefühle verbergen

Als ich anfing, alles aufzuschreiben, was ich von den Ärzten
noch wissen wollte, war ich wieder alleine. Die Einsamkeit
konnte ich besser ertragen als die unausgesprochene Verzweiflung zuvor mit Jo. Warum hatten er und ich uns nicht
umarmt, sind wir nicht liebevoller miteinander umgegangen?
Warum haben wir es uns so schwer gemacht und fast so getan, als wäre gar nichts Schlimmes geschehen, unsere Tränen
zurückgehalten, obwohl sie fließen wollten? Stattdessen haben
wir Wäsche verstaut. Eine völlig abstruse Situation, so empfinde ich das heute, und mir kommen die Tränen, wenn ich
daran zurückdenke. Durch unsere Beherrschung und dieses
kräftezehrende Sich-Zusammenreißen haben wir damals mit
Sicherheit viel Energie verloren. Es war eine Fassade schein-
baren Schutzes, die wir errichtet hatten. »Aber wir konnten es
einfach nicht besser machen«, lautet unsere Antwort im Nachhinein. Wir waren in unserem Dilemma zunächst hoffnungs-

los überfordert. Es war diese entsetzliche Furcht vor dem Tod, die uns derart lähmte. Der Gedanke, dass ich vielleicht bald nicht mehr auf dieser Welt sein würde, war für uns beide schier unerträglich. Der Tod, mit dem wir uns noch nie zuvor auseinandergesetzt hatten, bestimmte plötzlich all unser Handeln und Fühlen.

Heute versuchen wir, uns anders zu verhalten, wenn unvorhergesehene Situationen mit ungewissem Ausgang uns bedrohen. Ich habe mit der Zeit lernen müssen, meine Ängste und Traurigkeit nicht mehr zu fürchten, sondern zu begreifen, dass sie ein Teil von mir sind und beachtet werden wollen. Heute weiß ich auch, dass, wenn ich diese Gefühle »wohl«dosiert (er)lebe, sie mir weder den Verstand rauben noch mich in meinen Entscheidungen behindern oder meine Handlungen einschränken, wovon ich zuvor immer fest überzeugt gewesen war.

Jo hatte als Kind gelernt, tapfer sein zu müssen. »Indianer kennen keinen Schmerz«, »Jungs weinen nicht, Männer schon gar nicht«, diese erzieherischen Prinzipien hatte er verinnerlicht. Gefühle der Trauer und Verzweiflung muss man vor anderen verbergen und allein damit fertig werden. Und noch heute fällt es ihm schwer, diese Gefühle zuzulassen, geschweige denn zu zeigen. Als ich vor kurzem mit Jo über dieses Thema redete, sagte er: »Für alles gibt es heutzutage eine Gebrauchsanweisung, sogar eine Anleitung zur Bedienung des Flaschenöffners. Wenn aber unser Leben zu zerbrechen scheint, stehen wir plötzlich vollkommen hilflos da und wissen nicht, was wir tun, wie wir mit unseren Gefühlen umgehen sollen. Auf der einen Seite droht das Leben mir meinen liebsten Menschen zu nehmen, auf der anderen Seite soll ich meinen Mann stehen, muss funktionieren, weiterhin zur Arbeit gehen und die Familie ernähren. Wohin dann mit Gefühlen? Ich fürchte, sie können ein Leck in meine Funktionsverpflichtung schlagen. Mein Instinkt sagt mir: ›Verdränge!‹ Schiffe verdrängen schließlich auch, und nur dadurch bleiben sie an der Wasseroberfläche und sinken nicht.«

In unserer Gesellschaft haben sogenannte negative Emotionen wie Trauer, Wut, Ohnmacht so gut wie keinen Platz. Sie werden im Alltag sowie in der Schule und im Berufsleben als Schwäche, Aggression und Depressivität bewertet. Schnell lernen wir folglich, diese »schlechten« Gefühle zu beherrschen. Dadurch können wir uns aber auch in bestimmten Situationen nicht mehr mitteilen, vereinsamen dann regelrecht und leiden im Verborgenen, werden krank oder greifen zu Drogen.

Wir sollten bei unseren Kindern anfangen, diese veralteten gesellschaftlichen Dogmen abzuschaffen. Meine drei dürfen weinen, sie dürfen Wut zeigen. Ich hüte mich davor zu sagen: »Hör auf zu heulen, es ist ja gar nicht so schlimm.« Nein, wenn sie weinen, dann ist es schlimm, dann haben sie einen Grund. Und ich kann sie, wenn sie möchten, in den Arm nehmen und trösten. Gründe gibt es genug, um traurig, wütend, ängstlich, verzweifelt oder niedergeschlagen zu sein. Wichtig ist es, zu verstehen, dass die kleinen und großen Wunden im Herzen auch geheilt werden möchten; dass man liebevoll mit ihnen umgeht und sie nicht zu verbergen versucht.

Im Laufe der Erkrankung habe ich immer wieder festgestellt, wie wichtig es ist, mir in den Augenblicken, in denen ich Mutlosigkeit verspüre oder mich schwach und erschöpft fühle, die Frage zu stellen, was mir jetzt guttun würde. Mittlerweile fordere ich dann Trost und emotionalen Beistand ein.

So versuchen wir heute, auch in bedrohlich scheinenden Situationen – wie etwa beim Warten auf einen abklärenden Untersuchungstermin wegen Verdacht auf Metastasen –, anders miteinander umzugehen. Ich sage genau, was ich gerade in dem Moment dringend brauche: »Bitte, Jo, nimm mich einfach in den Arm« oder »Ich möchte jetzt nur weinen« oder »Sag mir irgendetwas, das mir Hoffnung macht«. Dadurch, dass ich diese Wünsche in Worte fasse, weiß er, was er für mich tun kann, und fühlt sich selbst nicht mehr so hilflos. Häufig stellen wir hinterher fest, dass uns gerade das gemeinsame Suchen nach Lösungen guttut, weil beide das Gefühl haben, im selben Boot zu sitzen, und sich der eine vom anderen nicht ausgeschlossen fühlt. Es ist aber auch schon vorgekommen, dass ich nach einer Untersuchung nicht sofort nach Hause gehen wollte, weil mein Entsetzen über einen schlechten Befund so groß war, dass ich befürchten musste, daheim, besonders bei meinen Kindern, eine regelrechte Weltuntergangsstimmung auszulösen. Ich habe dann fast immer Carmen besucht, mit ihr geweint, gesprochen oder meiner ganzen Wut und Enttäuschung erst einmal Luft gemacht. Gerade eine Freundin oder ein Freund kann in solchen Situationen sehr hilfreich sein, weil sie etwas mehr Abstand haben als die Familie.

Meine Freundin Carmen macht mir Mut

Nachdem am Abend der Stationsarzt lange Zeit bei mir gewesen war, ich alle meine Fragen hatte stellen können und mir schließlich bewusst war, zwar sehr krank, jedoch medizinisch bestens betreut zu sein, kam meine Freundin Carmen. Sie war aufgebracht und begrüßte mich mit den Worten: »Ich kann das einfach nicht glauben! Sag mir, dass es nicht so schlimm ist. Du kannst doch nicht einen riesengroßen Tumor haben? Den hättest du doch viel eher entdeckt?«

Carmen hatte insgeheim gehofft, meine Schilderungen am Telefon seien hysterisch übertrieben gewesen, und sie dachte dabei an meine notorische Eitelkeit, die bewirkt, dass ich selbst den kleinsten Makel in meiner Gesichtshaut entdecken und daraus dann für gewöhnlich ein größeres kosmetisches Drama machen würde.

Ich hob meinen Pullover hoch und zeigte Carmen meine Brust. Augenblicklich füllten sich ihre Augen mit Tränen. »Das gibt's doch nicht«, stammelte sie.

Die gesamte Brust war geschwollen, die Haut wie bei einer Orange leicht eingezogen.

Wie ich diesen Tumor erst so spät entdecken konnte, hatte ich mich in den letzten drei Tagen seit der Diagnosemitteilung sicherlich hundertmal gefragt. War es ein so schnell wachsender Tumor, oder wucherte er bereits seit Monaten oder Jahren in mir? Ich war zwar noch vor einem halben Jahr zur Vorsorgeuntersuchung gegangen, aber die Brust hatte ich mindestens ein Jahr lang weder selbst abgetastet noch im Spiegel betrachtet. Zu erklären ist diese Nachlässigkeit wohl durch die sehr schmerzhafte Hüftgelenksentzündung, die seit anderthalb Jahren meine ganze Aufmerksamkeit forderte.

Heute weiß ich, wie wichtig die regelmäßige Selbstuntersuchung der Brust – am besten immer eine Woche nach Einsetzen der Regelblutung – ist. Immerhin werden 75 Prozent der bösartigen Tumore von Frauen selbst entdeckt. Frühzeitig diagnostiziert und behandelt, bestehen sehr gute Heilungschancen, sie liegen bei über 90 Prozent. Eigenverantwortung übernehmen, fürsorglich und wachsam mit dem eigenen Körper umgehen, regelmäßig die von den Krankenkassen angebotenen Früherkennungsprogramme wahrnehmen, kann Leben retten!

Carmen setzte sich zu mir aufs Bett. Eine Weile schwiegen wir und schauten uns nur an. Bilder der Vergangenheit traten plötzlich vor meine Augen. Die gemeinsamen Campingurlaube in Holland und Frankreich, als wir junge Mädchen waren, die ersten Tanzstunden, die ersten Flirts mit Jungen, die vielen Abende, die wir zusammen verbrachten und unsere Erfahrungen in langen Gesprächen austauschten. Das Jahr, in dem wir beide heirateten, der Sommer, als wir hochschwanger mit unseren dicken Bäuchen im Garten saßen und spanische Oliven aßen, der Herbst, in dem wir als stolze Mütter unsere Babys spazieren fuhren …

»Hör mal«, unterbrach Carmen meinen Ausflug in unbeschwerte alte Zeiten, »es ist für mich ja wirklich nur ein Katzensprung bis zum Krankenhaus, gerade mal zwei Minuten zu Fuß. Ich werde dich jeden Tag besuchen, wenn du magst, ich kann für dich Besorgungen machen, dir etwas Leckeres zu essen mitbringen, und sobald es dir nach der Operation besser geht, entführe ich dich gern nach draußen. – Das schaffen wir. Ich spüre, dass du das schaffen kannst.«

Wir umarmten uns.

Ja, ich kann das schaffen, dachte ich.

Carmens besänftigende Art – wir hatten nicht viel geredet, auch nicht geweint – hatte bewirkt, dass ich mich nach einer Weile ruhiger fühlte. Ich wusste, sie würde sich um mich kümmern, ich spürte ihre Ehrlichkeit: ihre Betroffenheit, aber auch ihre Zuversicht, dass ich es schaffen kann. Der verborgene Schmerz wurde erträglicher, und meine Gedanken befassten sich allmählich wieder mit Hoffnung. Carmen blieb so lange bei mir, bis es dunkel wurde.

Keiner von uns beiden hat während des Besuchs geweint, das mag seltsam klingen, weil ich mir doch kurz zuvor gewünscht hatte, endlich weinen zu können. Aber das war in dieser Situation nicht nötig.

Als ich Carmen viel später danach fragte, erzählte sie mir, dass der Anblick meiner geschwollenen Brust sie derart bestürzt hatte, dass sie glaubte, ins Bodenlose zu fallen. »Ich war fest davon überzeugt, dass du bei dem ersten Anruf übertrieben hattest«, sagte sie. »Die Geschichte von dem riesigen Knoten habe ich einfach nicht glauben wollen und mir im Kopf einen Alternativbefund zurechtgebastelt. Daher bin ich eigentlich unvorbereitet zu dir gekommen, nämlich in dem Glauben, dass alles sicherlich nicht so schlimm sei. Als du mir dann deine Brust gezeigt hast, war mein erster Gedanke, dass du bald sterben würdest. Ich habe an deine Kinder gedacht, auch daran, dass ich sie alle drei zu mir nehmen würde. Aber ich habe mich nicht getraut, meine Gefühle zu zeigen und einfach loszuheulen. Dann hättest du mich schließlich auch noch trösten müssen. Zu Hause jedoch, da habe ich Tränen geweint, die einen ganzen Stausee hätten füllen können.«

Dieser erste Besuch von Carmen war natürlich auch geprägt von der Angst vor dem Tod, die unser Verhalten bestimmte. Aber ich denke, dass Carmen in diesem Moment genau das Richtige getan hat, denn mir war ebenfalls nicht nach Weinen zumute. Carmen hatte das sicherlich instinktiv gespürt, mir daraufhin aber ihre uneingeschränkte Hilfe angeboten und dadurch das Gefühl gegeben, dass ich nicht allein bin. Das war für mich in dem Moment genau das, was ich brauchte. Für gemeinsame Tränen gab es später noch genug Zeit.

Abschied von meiner Brust

Kaum war Carmen gegangen, da kam die Nachtschwester, um mich auf die am nächsten Morgen in aller Frühe anstehende Operation vorzubereiten. Rasieren der rechten Achselhöhle, Ermahnungen, nach zehn Uhr nichts mehr zu essen und ab Mitternacht auch nichts mehr zu trinken, ein Päckchen mit OP-Wäsche: Flügelhemdchen, Netzunterhose und Kompressionsstrümpfe, eine schlafbringende Pille und alles Gute für den nächsten Tag.

Dann war ich allein. Sollte ich diese kleine, wirkungsvolle Pille jetzt schon nehmen? Nein, ich wollte noch einmal meine Situation und das mit dem Arzt geführte Gespräch überdenken. Es war sehr aufschlussreich gewesen. Ich hatte erfahren, dass ich nach der Operation einige Tage bis zum Eintreffen des pathologischen Befundes warten müsste und dass dann erst, je nach Krebsart, das heißt Typ, Differenzierung, Rezeptoren und Auswertung der Gesamtsituation – ob befallene Lymphknoten und/oder Fernmetastasen –, mit einer entsprechenden Chemotherapie begonnen werden könnte. Ich würde die Brust verlieren, das stand so gut wie fest. Auch die Lymphknoten würde man entfernen müssen. Eine Zweitmeinung brauchte ich mir nicht mehr einzuholen. Bei dieser Tumorgröße konnte auf keinen Fall mehr brusterhaltend operiert werden. Ein sofortiger Aufbau wurde mir angesichts der prognostisch schlechten Ausgangssituation nicht empfohlen. Wollte ich eigentlich einen Brustaufbau? Nein, für die Beantwortung dieser Frage hatte ich nun überhaupt keine Muße. Ich wollte einfach nur leben! Meine Hand tastete zur Brust und fühlte den harten, in ihr verhüllten Stein. Warum hatte ich ihn nicht früher entdeckt? Er war so groß wie ein Tennisball … warum? Auf einmal fielen mir die unvergesslichen Augenblicke ihrer Geschichte ein, und ich fing an, meine Brust liebevoll zu streicheln. Mit zwölf Jahren hatte ich sie zum ersten Mal als kleinste Erhebung unter dem T-Shirt entdeckt. Sie war die erste von beiden, sie war auch immer etwas größer als die andere. Sie war schön und sinnlich gewesen und hatte außerdem gute Dienste geleistet. Drei Babys hatten an ihr gelegen und ihre wertvolle Milch getrunken. Und jetzt … würde sie mir abgeschnitten – nun lauerte der Tod in ihr. »Weißt du, es muss sein, du musst gehen, dafür werde ich vielleicht leben. Aber immer wirst du in meiner Erinnerung bleiben, für immer«, verabschiedete ich mich von ihr. Lange noch wiegte und streichelte ich sie. Erst gegen Mitternacht nahm ich die Schlaftablette, die mich sehr schnell von meinen Gedanken und Gefühlen erlöste und mich in einen traumlosen Schlaf schickte.

Eine Amputation ist ein tiefgreifender Einschnitt für Körper und Seele und kann wohl nur durch die Aussicht auf Weiterleben ertragen werden. Im Nachhinein bin ich froh, dass ich in jener Nacht von meiner Brust Abschied genommen habe. Das war ich ihr, ebenso sehr meinem Körper und meiner Seele schuldig gewesen, und ich habe bis zu dem heutigen Tag nicht ein einziges Mal das Gefühl gehabt, *mir ist etwas abgeschnitten worden*. Ich habe mich ganz bewusst von einem Körperteil getrennt.

Mein Mann ist bei mir

An die erste Zeit nach der Operation erinnere ich mich nur noch schemenhaft. Der Eingriff war schwierig gewesen. Über Stunden wurde operiert, für Jo eine Zerreißprobe ohnegleichen. Als ich, zurück im Zimmer, das erste Mal die Augen öffnete und eigentlich noch gar nichts richtig begreifen, weder klar sehen noch Geräusche oder Stimmen zuordnen konnte, fühlte ich Jos Hand in der meinen. Liebe, Wärme und Geborgenheit verspürte ich durch diese Berührung, und mit ihr traute ich mich auch wieder, meine Augen zu schließen und weiterzuschlafen. Jo saß an meinem Bett und hielt die ganze Zeit meine Hand. Es wurde Nachmittag, dann dämmerte die Nacht. Bitte, lass mich nicht los, geh nicht weg, bleib bei mir, wünschte ich mir, was ich, noch benebelt durch die Narkose, aber nicht aussprechen konnte. Doch Jo spürte, was ich dachte, und blieb. Er war mir so nah wie zu keinem Augenblick zuvor, seitdem wir von der Diagnose wussten. Kurz nach Mitternacht, nachdem ich ihm versichert hatte, dass ich jetzt allein sein könnte, fuhr Jo nach Hause. Obwohl ich die ganze Zeit über in einem nach einer Vollnarkose typischen, tranceähnlichen Zustand war und immer wieder einschlief, hatte mir Jos Anwesenheit unendlich gutgetan. Er sagte mir später, dass er überzeugt gewesen sei, mir überhaupt nicht helfen zu können, und sich völlig unnütz gefühlt habe. Nichts habe er sich sehnlicher gewünscht, als mich unverzüglich gesund zu machen, damit ich aufstehen und mit ihm nach Hause fahren könnte. Er suchte verzweifelt nach einem Zauberstab, wohl wissend, dass es einen solchen gar nicht gab. Ich sagte zu Jo: »Schade, dass du nicht sehen konntest, was du gegeben hast. Das war so viel.« Was konnte mir denn in dieser Situation mehr helfen als seine bloße Anwesenheit, seine Liebe?

Auf meinen Lesungen und Vorträgen erzählen mir die Partner krebskranker Menschen häufig von ganz ähnlichen Empfindungen: »Diese unerträgliche Machtlosigkeit, das Nichts-tun-Können, das Mit-ansehen-Müssen, wie der andere leidet, das raubt einem regelrecht den Verstand und bringt einen fast um.«

Es hilft aber schon sehr viel, wenn der Partner einfach nur da ist. Für das Gefühl der Geborgenheit, der Liebe brauchen wir keine großen Taten oder Worte. Zuverlässige, fürsorgliche Begleitung und Verantwortungsbewusstsein gegenüber einem anderen Menschen sollten wir in ihrer Bedeutung und Wirkung nicht unterschätzen. Helfer möchten so gerne sofort retten und riskieren dabei, in eine selbstgestellte Falle zu treten. Durch ihre eigene Vorstellung von dem, was »echtes« Helfen ausmacht, und die hohen Maßstäbe, die sie sich dabei setzen, können sie irgendwann dem selbstaufgebauten Druck nicht mehr standhalten und fühlen sich unzulänglich. Daher rührten auch Jos Ohnmachtsgefühle. Er hatte geglaubt, irgendetwas Großartiges tun zu müssen, damit es mir besser ginge, und dabei völlig übersehen, dass er mir durch seine bloße Anwesenheit, die er als zu selbstverständlich bewertete, mehr gar nicht geben konnte. Wenn der Helfende ein Gespür dafür entwickelt, dass auch kleine Gesten, wie einfaches Zuhören, dem

Kranken Linderung verschaffen können, wird es ihm mit der Zeit als Begleiter ebenfalls bessergehen, denn er weiß, dass er gebraucht wird und helfen kann.

Tränen wollen fließen

Irgendwann in der Nacht breitete sich eine unglaubliche Traurigkeit in mir aus. Ein Schmerz, der in jede Zelle meines Körpers vorstieß. Ich wusste nun, ich hatte Krebs. Jetzt, nach der Operation, war es so endgültig. Der letzte, kleinste Hoffnungsschimmer, alles möge nur ein großes Versehen, ein böser Traum sein, war dahingeschmolzen. Immer wieder tasteten meine Hände an den Drainageschläuchen vorbei zu dem Verband, wo einst meine Brust gewesen war. Immer wieder suchte ich sie und fand sie nicht. Immer wieder bestätigte sich der Krebs. Mit dieser schmerzvollen Wahrheit schlief ich ein, als der Tag dämmerte.

Die nächsten drei Tage verbrachte ich damit, ganze Seen mit bisher ungeweinten Tränen zu füllen. Wenn jemand in mein Zimmer kam und mich ansprach oder auch nur das Telefon läutete, stürzten heiße Tränenbäche über meine Wangen. Endlich – endlich gelangten mit ihnen mein seit Tagen eingesperrtes Entsetzen, meine unendliche Traurigkeit und abgrundtiefen Ängste hinaus ins Freie. Meine Prognose war nach Meinung der Ärzte sehr schlecht, und es gab für mich wohl keinen traurigeren Gedanken mehr auf dieser Welt, als vielleicht bald meinen Kindern Lebewohl sagen zu müssen. Meine Kinder, das Liebste, was ich je besaß. Eine grenzenlose Liebe, die wohl reinste und beständigste Form eines Gefühls, das mit keinem anderen zu vergleichen ist, das von der ersten Stunde der Empfängnis an da ist und als das Kostbarste zu bewahren gilt. Nein, ich wollte sie nicht allein lassen. Ich wollte alles dafür tun, um wieder gesund zu werden, noch lange Mutter zu sein, zu erleben, wie sie größer werden und eines Tages selbständig hinaus ins Leben gehen können. Kaum hatte ich wieder ein wenig Mut gefasst, kullerten erneut Tränen. Tränen der Verzweiflung und der Sehnsucht. Der Chefarzt war geradezu erleichtert, als er mich in solch aufgelöstem Zustand bei der Visite vorfand. »Gott sei Dank, Sie weinen«, sagte er. »Ich hatte mir schon Sorgen gemacht. Sie waren mir nämlich viel zu gefasst gewesen.« Es war das erste Mal in meinem Leben, dass ich vor fremden Menschen weinen konnte.

Manchmal war ich so sehr in Tränen aufgelöst, dass ich erst gar nicht ans Telefon ging, wenn es klingelte. Versuchte ich es doch und meine Eltern wollten mit mir sprechen, dann konnte ich nicht einmal ein paar Sätze mit ihnen wechseln. Carmen kam mich mehrmals täglich besuchen. Ich erkannte schon an ihren Schritten im Flur, dass sie gleich im Türrahmen stehen würde. Fast immer setzte sie sich zu mir aufs Bett. Fast immer weinten wir gemeinsam und errichteten keine Dämme gegen unsere Tränen. Wir brauchten uns keine Stärke zu beweisen, waren einfach nur wir selbst, konnten unsere Gefühle zeigen und mussten nicht Rücksicht darauf nehmen, den anderen vielleicht damit zu belasten. Feinfühlig hatte Carmen mir Raum gelassen, bis ich selbst endlich weinen konnte. Wie befreiend es doch für mich war, nun meine Ängste und Traurigkeit eingestehen zu können. Ebenso erging es Carmen. Auch sie brauchte ihre Gefühle vor mir nicht zu leugnen, durch irgendwelches Schönreden oder gutmeinenden Zuspruch – der in dieser Situation wohl auch nicht angekommen wäre. Mir war zu diesem Zeitpunkt nicht danach zumute, über meine Gefühle zu reden. Die Tränen aber wirkten wie eine Reinigung, eine Befreiung, und sie waren der erste Schritt, das Geschehene anzunehmen.

Häufig schrecken Familie und Partner zunächst zurück, wenn sie den Kranken derart aufgelöst, zitternd und weinend erleben, und meistens wissen sie dann überhaupt nicht, was sie tun sollen. Ganz besonders befremdend ist es für sie, wenn sie den Kranken noch nie zuvor haben weinen sehen oder wenn sie ihn vor der Diagnose immer nur lebensfroh und voller Tatendrang erlebt haben. Manchmal fürchten sie sogar, er könnte sich verlieren, oder interpretieren seine Haltung als ein frühzeitiges Sich-Aufgeben. »Reiß dich mal zusammen«, »Ach komm, das wird schon wieder«, »Nun sei doch nicht so pessimistisch«, »So kann man nicht gesund werden« versuchen viele verzweifelte Angehörige, den Erkrankten in dieser Situation die Tränen trocken zu reden und aufzumuntern. Diese hilflose, ungeschickte Reaktion ist verständlich, jedoch für den Patienten eher belastend. Er kann sich dadurch noch einsamer, regelrecht alleingelassen fühlen. Gerade in dieser ersten Zeit ist das Weinen, das Zeigen der Gefühle so wichtig. Und es hat nun wahrlich nichts damit zu tun, dass wir uns deshalb aufgeben. Nein, die Natur hat uns die Gabe zu weinen geschenkt, und wenn wir sie nicht nutzen, dann können wir – hier meine ich auch die Angehörigen – sogar krank vor Kummer werden. Vielleicht stopfen wir Lebensmittel in uns hinein oder essen gar nichts mehr, um den Schmerz nicht zu spüren, oder wir bekommen Bauch- oder Kopfschmerzen, werden frustriert, freudlos und fühlen uns irgendwann nicht einmal mehr lebendig. Tränen gehören mit zum Leben, ansonsten wird uns immer ein Teil fehlen. Es ist gut, wenn Familie und Freunde den Erkrankten weinen lassen können. Ein Kind, das weint, nehmen wir in den Arm. Warum nicht auch einen Erwachsenen? Eine Umarmung, ein Streicheln können in solchen Momenten eine gute Lösung sein. Es geht nicht die Welt unter, wenn wir weinen, und wir verlieren uns auch nicht dadurch. Wir tun instinktiv das Richtige, wenn wir uns fragen, ja uns geradezu vorstellen, wie der Erkrankte sich wohl in seiner Welt fühlen mag. Carmen hatte mir gesagt: »Wenn ich mich in deine Lage hineinversetze und fühle, dann habe ich in etwa eine Vorstellung, wie es dir geht. Ich glaube, dann weiß ich so ungefähr, was du jetzt brauchst, was du dir wünschst.« Ein Sich-Hineinversetzen in die Lage des Kranken sensibilisiert Gedanken, Gefühle und beeinflusst schließlich die Handlungen. Durch dieses Bemühen werden wir aufrichtiger, einfühlsamer und liebevoller, und für alle Beteiligten kann eine heilsame Atmosphäre entstehen.

Vielleicht gelingt es einer Freundin oder einem Freund anfänglich eher als der direkten Familie, in den Kranken hineinzuspüren. Eine Freundin hat etwas mehr emotionalen Abstand, denn die Situation bedroht nicht unmittelbar ihre eigene Welt. Als hingegen meine Schwester mich einen Tag nach der Operation besuchen kam, sah ich, wie sehr sie mit ihren Gefühlen zu kämpfen hatte, so dass meine Tränen sofort versiegten. Ich wollte sie schonen, sie wollte mich schonen, und so empfanden wir beide nur noch unendliche Traurigkeit.

Sollten Erkrankte und/oder die Familie über Wochen – einige Tage sind völlig normal – keine Zuversicht mehr aufbringen können oder nicht mehr an einen positiven Verlauf der Erkrankung glauben, kann professionelle Hilfe, vielleicht von einem Psychologen, nicht nur sehr hilfreich, sondern sogar notwendig sein. In vielen Kliniken wird heutzutage den Krebspatienten Betreuung durch einen Psychoonkologen – das ist ein Psychologe mit einer Zusatzausbildung im Umgang mit krebskranken Menschen – angeboten. Psychoonkologen fangen nicht nur Ängste und Traurigkeit auf, sondern aktivieren auch die Eigenverantwortung der Patienten. Sie arbeiten lösungsorientiert und lehren den Betroffenen unter anderem auch Visualisierungsverfahren und Entspannungsmethoden zur Stärkung der Selbstheilungskräfte. In manchen Krankenhäusern finden wöchentlich zusätzlich Sprechstunden für Angehörige statt. Gibt es ein solches Angebot nicht, sollte man sich in der Klinik oder bei dem behandelnden Arzt erkundigen, wer diese Art der Betreuung im Ort durchführt. Der wichtigste Aspekt der Therapie ist für die meisten Menschen zunächst, sich endlich mal mit jemandem, der Zeit hat, kein Familienangehöriger ist und sich doch mit den Problemen der Erkrankung bestens auskennt, aussprechen zu können. Voraussetzung dafür ist, dass sich zwischen Patient oder Angehörigen und Therapeut ein Vertrauensverhältnis aufbaut. Von Frauen habe ich gehört, dass sie sich bei einer Therapeutin besser aufgehoben fühlen, von Männern dagegen, dass sie lieber mit einem Therapeuten sprechen.

Sowohl Erkrankte als auch Angehörige haben mir erzählt und geschrieben, dass sie sich trotz psychologischer Unterstützung, Hilfe von Freunden und guten Zusammenhalts der Familie in ihrer Situation sehr allein gefühlt haben. Erst in Selbsthilfegruppen ist es ihnen gelungen, ihre Probleme mit anderen, ebenfalls Betroffenen, teilen zu können. Eine an Eierstockkrebs erkrankte Frau erzählte mir nach einer Veranstaltung: »Ich kam zum ersten Mal in die Gruppe, als ich gerade mitten in der Therapie war. Meine Haare waren ausgefallen, und mir ging es sehr schlecht. Zu dem Zeitpunkt konnte ich mir schon gar nicht mehr vorstellen, dass es mir eines Tages wieder bessergehen könnte. Doch ich traf dort eine Frau, die ebenfalls an fortgeschrittenem Eierstockkrebs erkrankt war, aber die Operation, die Chemo- und Bestrahlungstherapie bereits hinter sich gebracht hatte. Gesund und toll sah sie aus mit ihrem wieder gewachsenen vollen Haar. Als ich sie traf und wir miteinander redeten, bekam ich wieder Mut, begann wieder zu hoffen, und von da an ging es mit mir bergauf.«

In Selbsthilfegruppen kann man Gedanken austauschen, über seine Nöte reden, Mut, Hoffnung und Trost finden, aber auch mehr Wissen über die Krebserkrankung und die Therapiemöglichkeiten erlangen. Häufig entstehen enge und bereichernde Freundschaften mit anderen Mitgliedern. Viele Selbsthilfegruppen organisieren regelmäßige Zusammenkünfte der Partner von Erkrankten zum Austausch von Erfahrungen und praktischen Tipps. Es werden gemeinsame Wochenendausflüge, kleine Urlaubsreisen und auch Veranstaltungen geplant, zu denen interessante Referenten und Experten auf den Gebieten der Psychoonkologie, der Naturheilmedizin, Chirurgie und Onkologie eingeladen werden.

Die Entscheidung, selbst aktiv zu werden

Die ersten Nächte nach der Operation wurden sehr lang. Wegen der Drainagen, die überall im Gewebe piksten, und des um meinen gesamten Oberkörper gewickelten, strammen Verbands konnte ich kaum eine bequeme Schlaflage finden. Viele Stunden boten sich so für Grübeleien. Ohne Unterlass wirbelten mir Gedanken durch den Kopf, viele angstbesetzte wie: Was ist, wenn alle Lymphknoten befallen sind? Habe ich dann noch eine Chance? Vielleicht sind ja bereits Metastasen in meinen Organen oder Knochen – hilft da noch eine Chemotherapie? Was geschieht mit den Kindern, wenn ich sterben sollte? Aber auch hoffnungsgebende funkten dazwischen: Vielleicht hat der Tumor ja doch noch keine Fernmetastasen gebildet. Und wenn, dann gibt es bestimmt auch dagegen Medikamente. Die Mutter einer meiner Freundinnen hatte fünfundzwanzig Jahre mit Lebermetastasen gelebt. Fünfundzwanzig Jahre! Ich will leben. Es gibt Wege. Werde aktiv, suche nach Lösungen! Es gibt sie! Entscheide dich für das Leben. Du kannst es schaffen!

Diese Gedanken für den Aufbruch zu einem Neuanfang wurden immer lauter, und eines Nachts verstand ich, dass ich Informationen, Wissen brauchte, um herauszufinden, was ich alles selbst tun kann, damit es mir bessergeht.

Nun sollten Wochen vergehen, während denen ich nichts anderes tat, als zu lesen und das Gelernte umzusetzen. Stapelweise häuften sich Bücher in meinem Zimmer auf Fensterbänken, Betttisch, Stühlen und Hockern. Statt Blumen wollte ich Bücher, und Carmen half mir, sie zu besorgen. Ich las von Betroffenen, die es geschafft hatten, die mir so viel Mut machten und Hoffnung schenkten, dass ich sie am liebsten anrufen wollte, um mehr von ihnen zu erfahren. Ich studierte Berichte von Ärzten, über ihre Erfahrungen mit krebskranken Patienten, über Krebs und das Immunsystem. Ganz besonders faszinierten mich Bücher von den Psychoonkologen, die alles Unsichtbare enthüllten und sichtbar machten. Durch sie erfuhr ich, dass Körper und Geist eine Einheit bilden, einander beeinflussen und auch im Heilungsprozess untrennbar miteinander verbunden sind. Genau das wollte ich mir zunutze machen, so dass ich durch bestimmte Vorstellungsbilder und Gedankenpflege mein Immunsystem in seiner Arbeit unterstützen könnte, um meine Chancen, wieder gesund zu werden, zu erhöhen. Ich lernte in einer Geschwindigkeit wie noch nie zuvor und war regelrecht gierig nach mehr. Stellen, die mir besonders wichtig erschienen, wurden mit einem Farbstift markiert, oder die entsprechende Seite bekam kurzerhand ein Eselsohr. In diesen Büchern habe ich richtig gearbeitet – man sieht es ihnen noch heute an. Ich erlangte aber nicht nur neues Wissen, sondern konnte auch vieles sofort umsetzen, begann mein Leben zu überdenken und sah, was ich ändern wollte. Irgendwann begriff ich, dass nicht nur die moderne Medizin in der Lage ist, mir zu helfen, gesund zu werden, sondern dass ich selbst einen großen Teil dazu beitragen kann. Ich erstellte mir eine eigene Strategie und wurde immer zuversichtlicher. Welches für mich die wichtigen Erkenntnisse aus der Lektüre oder vielmehr dem Studieren der Bücher (die ich im Anhang dieses Buches aufliste) waren, was mich dazu bewegt hat, mich immer wieder selbst zu motivieren, zu stärken, und wie sich mir dadurch völlig neue Perspektiven eröffneten, beschreibe ich ausführlich in dem Kapitel »Mein Wille zur Selbsthilfe«.

Was besagt mein Befund, und was bedeutet Statistik?

Ganze vierzehn Tage hatte ich auf meinen pathologischen Befund warten müssen. Eines späten Nachmittags, ich war gerade in meine Lektüre vertieft, kam der Chefarzt, der zu dieser Tageszeit gewöhnlich keine Visiten machte, und so wusste ich: Der Befund ist da! Wie in Zeitlupe sah ich den Arzt mit meiner Krankenakte näher kommen. Mein Herz klopfte bis zum Hals. Nimm mir bloß nicht die Hoffnung, sagte ich lautlos. Ich hatte den Professor schon seit Tagen ermahnt, dass er mir auf keinen Fall meine hart erarbeitete Hoffnung zerschlagen dürfe, weder mit Statistiken noch mit der Formulierung einer düsteren Prognose, sei der Befund auch noch so schlecht. Innerhalb des Bruchteils eines Augenblicks wusste ich Bescheid: Stadium III b – die Einteilung geht nur bis IV. Ich hatte eine mit Krebs durchsetzte Brust gehabt, Krebszellen waren in allen Schnittpräparaten und hatten bereits in die Lymphknoten gestreut. Die Krebsart als solche war besonders hartnäckig, da sie mit einer Wahrscheinlichkeit von 60 Prozent in den nächsten zwei Jahren die andere Brust auch noch befällt. Ich würde eine Hochdosis-Chemotherapie bekommen müssen. Meine Hoffnungsstrategien drohten einzustürzen. Gedanken überschlugen sich. Blut schoss mir ins Gesicht, Schweiß brach aus. Der Chefarzt sagte nicht mehr viel und blieb auch nicht lange. Was hätte er auch sagen sollen? Er schien selbst ziemlich betroffen. Und ich fragte auch nicht nach meiner Prognose. Von Statistiken wollte ich lieber nichts wissen. Man weiß ja sowieso nicht, auf welcher Seite man letztendlich stehen wird. Wenn ich laut Statistik zu 80 Prozent die nächsten Jahre nicht mehr erlebe, so kann ich doch auch zu den 20 Prozent gehören, die es schaffen!

Erkrankte und Angehörige sollten Überlebensstatistiken kritisch betrachten. Wissen wir, wie die einzelne Statistik überhaupt zustande gekommen ist? Machen wir uns doch einmal Gedanken darüber: Wer war der Auftraggeber? Welches Interesse an einem bestimmten Ergebnis könnte für ihn bestehen?

Werte ergeben sich aus einer Sammlung sehr vieler Faktoren. Wenn es heißt: »Zu soundso viel Prozent schaffen Sie es nicht«, so ist dieses Rechenergebnis ein Resultat aus einem Pool von Menschen aller Altersgruppen, mit unterschiedlichen Vorerkrankungen und sozialen Konstellationen. Eine Statistik kann nie für eine Aussage über Leben oder Sterben genügen. Jeder Mensch ist mit seinen siebzig Billionen Körperzellen einzigartig, mit seiner eigenen, von Geburt an gelebten Geschichte und auch mit seiner Krankengeschichte. Zu berücksichtigen ist außerdem das Können des jeweiligen Chirurgen und Onkologen. Ihre Fähigkeiten entscheiden auch mit darüber, auf welcher Seite wir zum Schluss stehen werden. Und: Kann man sicher sein, dass bei der Errechnung einer Statistik die entsprechenden behandelnden Ärzte auch wirklich kompetent waren? Eines ist jedoch ganz sicher: Eine Statistik macht uns nicht ein Fünkchen gesünder! Im Gegenteil, sie kann uns Hoffnung nehmen und lähmen, vor allem dann, wenn wir, prozentual gesehen, nicht auf der Seite der Gewinner stehen und uns – bedauerlicherweise als logische (Trug-)Schlussfolgerung – automatisch zu den Verlierern zählen. Dann nehmen wir uns die Chance zu leben.

Mein Mann und ich verlieren uns

Nachdem der Chefarzt gegangen war, blieb ich zurück im Bett, allein, schweißgebadet und mit einem wild klopfenden Herzen. »Ausnahmezustand Leben!«, meldete mal wieder mein Körper. Auch bei unausgesprochener Prognose wusste ich, dass es ziemlich schlecht um mich stand. Was sollte ich jetzt tun? Vielleicht jemanden anrufen? Aber wie könnte derjenige mir helfen? Jo war in der ganzen Zeit seit der Operation nur noch einmal zu mir gekommen. Dieses eine Mal noch, als er am Tag nach der OP zu einem Gespräch mit dem Chefarzt gebeten wurde. Seitdem hatte ich ihn nicht mehr gesehen, ihn nur kurz am Telefon gesprochen. Er hatte sich zurückgezogen. Darüber war ich häufig sehr traurig, und es gab Momente, da hätte ich ihn am liebsten bei mir gehabt und durchgeschüttelt, er möge doch verstehen, wie sehr ich jetzt seine Hilfe brauchte. Über diese Einsamkeit hatte mir Carmen mit ihren täglichen Besuchen hinweggeholfen. Auch die vielen Bücher hatten mich abgelenkt. Aber wer könnte mir jetzt helfen und Mut machen? Meine Eltern waren immer noch im Sauerland. Am Telefon kann mir eigentlich niemand etwas Gutes tun, dachte ich, und Tränen liefen mir über die Wangen. Wie gerne hätte ich jetzt Jo bei mir gehabt, einen starken Partner, der mit mir gemeinsam überlegt und entscheidet, was zu tun ist. Stadium III b, schlimmer geht es kaum – und: »Der Krebs wird die andere Brust vielleicht auch noch befallen!« Diese vom Professor eben gemachte Aussage funkte immer wieder in meine Gefühle und Gedankenabläufe hinein. Schließlich setzte sie sich fest, und eine Flut von Fragen rollte auf mich zu. Wie kann ich einen Tumor in meiner linken Brust rechtzeitig entdecken, wenn schon dieser riesige Extumor in der Exbrust mit modernsten diagnostischen Verfahren kaum hatte ausfindig gemacht werden können? Und wie groß wird meine Angst zukünftig sein? Selbst wenn ich die mir verbleibende Brust auch noch so sorgfältig nach möglichen Knoten abtaste, werde ich die Bösartigkeit vielleicht gar nicht finden, ja, nicht finden können, da es sich um einen eher seltenen, sich netzartig ausbreitenden Krebs handelt. Vielleicht ist meine linke Brust ja jetzt schon befallen? Ich wurde immer nervöser, meine Gedanken überschlugen sich, ich wollte reden, Antworten auf meine Fragen hören und wieder Klarheit haben. Mir war übel und ich zitterte am ganzen Körper, als ich mich entschied, nach der Schwester zu klingeln, um ein weiteres, am besten sofortiges Gespräch mit dem Chefarzt zu erbitten.

Einige Stunden musste ich allerdings auf ihn warten, und erst, als er mein Zimmer betrat, sich auf einen Hocker neben mein Bett setzte, meine Hand nahm und mich mit hochgezogenen Augenbrauen fragte, was er für mich tun könne, wurde ich ruhiger. Ich weinte nicht, denn ich hatte viel zu wichtige Fragen, die ich beantwortet haben wollte. Aber zuerst verlangte ich, von ihm ein paar Worte der Hoffnung zu hören. Er ließ sich zunächst überhaupt nicht darauf ein. Es stünde sehr schlecht um mich, das könne er nicht leugnen. »Ja, aber ich kann es doch auch schaffen, oder?«, fragte ich ihn mehrmals. Als immer noch keine für mich zufriedenstellende Antwort kam und mein Herz wieder anfing, wild zu trommeln, fragte ich weiter: »Es geschehen doch auch Wunder, sogenannte Spontanheilungen, nicht wahr?« – »Ja, das kommt vor«, war seine Antwort. Das war es, mehr wollte ich eigentlich gar nicht hören. Es gibt Wunder, das bestätigte mir gerade ein Arzt. Dann sind sie wirklich passiert, und es sind keine Märchen. Warum sollte mir so etwas nicht widerfahren? Warum eigentlich nicht? Erst jetzt war ich bereit, über meine weiteren Sorgen zu sprechen, dass der Krebs ja bereits die andere Brust auch schon befallen haben könnte, ohne entdeckt worden zu sein. Wir begannen zu diskutieren. Der Chefarzt erklärte mir, dass meine Befürchtung völlig richtig sei und es sehr schwierig sein würde, ein bösartiges Geschehen in der noch verbleibenden Brust aufgrund meiner Tumorart rechtzeitig zu entdecken. Nachdem wir fast eine ganze Stunde debattiert hatten, stand fest: In zwei Tagen würde ich auch die andere Brust abnehmen lassen – vorsorglich sozusagen. Das Risiko, mit einem möglicherweise jetzt schon unentdeckten Knoten herumzulaufen, war einfach zu groß. Und ich wollte in diesem Punkt auf Nummer sicher gehen. Ich war auf keinen Fall gewillt, in ein oder zwei Jahren, sollte ich dann noch leben und alles überstanden haben, noch mal von vorne anzufangen: mit einem Tumor in meiner linken Brust und den ganzen Operationen, Chemo- und Strahlentherapien.

Diese Entscheidung ist mir erstaunlicherweise nicht besonders schwergefallen, denn mehr als alles andere wollte ich leben! Außerdem kam mir auch der Gedanke, dass ich ohne Brüste gar keinen BH mehr mit Brustprothesen tragen müsste, da mein Oberkörper wieder symmetrisch würde. Und sollte ich eines Tages den Wunsch für einen Brustaufbau hegen, könnten mir Schönheitschirurgen direkt zwei neue, gutsitzende Brüste formen.

An Brustkrebs erkrankte Frauen möchte ich nicht verunsichern. Ich hatte ein lobuläres Mamma Ca. Dieser Krebstyp kommt wesentlich seltener vor als das eher übliche duktale

Mamma Ca und hat die Eigenschaft, an zahlreichen Stellen zugleich zu explodieren. Durch Art und Weise der Verbreitung, seine typische netzartige Ausdehnung, bleibt er häufig viel zu lange unerkannt, kann er sogar – wie bei mir – durch die apparative Diagnostik fallen. Aber selbst wenn man solch einen Krebstyp hat, muss man nicht unbedingt prophylaktisch die andere Brust auch amputieren lassen. Häufig kann sogar brusterhaltend operiert werden. Maßgeblich ist immer das Gesamtstadium: Größe, Differenzierung des Tumors, Lymphknotenstatus usw.

Jetzt, da ich nach dem Gespräch mit dem Chefarzt wieder ein wenig gefestigt war und Zuversicht verspürte, weil es eben Wunder gibt, ich also auch wieder ganz gesund werden könnte, und weil ich selbst einem möglichen Krebs in der zweiten Brust durch eine Amputation vorbeugen konnte, wollte ich doch Jo anrufen und ihm dies alles mitteilen. Ich fühlte mich irgendwie sicher, so, als wüsste ich, dass ich gesund würde, so, als hätte ich die Fäden für meinen weiteren Weg in der Hand. Es war bereits dunkel, als ich zu Hause anrief.

»Weißt du was«, entgegnete Jo auf meine Hiobsbotschaft, »wegen uns brauchst du dich nicht so zu schinden und dir die zweite Brust auch noch abnehmen zu lassen. Wegen uns brauchst du nicht so zu kämpfen. Wir kommen auch allein zurecht.«

»Wie – wie allein?«, stammelte ich.

»Ich meine, lass doch den ganzen Scheiß. Was willst du dich denn mit einer zweiten Operation quälen, und dann noch mit Chemotherapie. Von mir aus brauchst du gar nichts zu machen. Wir schaffen es auch allein, solltest du nicht mehr unter uns sein.«

Wie ein Dolch stachen seine Worte durch mein Herz. Ich verstand nichts mehr, Traurigkeit, Ohnmacht, Wut vermischten sich, und plötzlich schrie ich ihn an: »Nicht mehr sein? Ich werde sein, ich werde leben, ich werde alles tun, um gesund zu werden! Hörst du, alles, einfach alles! Ich bin doch schon dabei …« Dann brach meine Stimme. Ich musste auflegen. Fassungslos stieß ich heisere Laute aus, dann schüttelte mich ein verzweifeltes Schluchzen ohne Tränen. Ich konnte ihn einfach nicht verstehen. Ich fühlte nur noch Kälte und schmerzhafte Einsamkeit.

An diesem Abend rief ich meine Seele, ich musste es tun, ich wollte mich selbst beschützen, um mich nicht zu verlieren. Mit ihr sprach ich die halbe Nacht. Ich streichelte sie, und sie redete mit mir. Es war mein Selbst, meine innere Stimme, ein unermesslicher Schatz, den ich durch Meditationen in den Tagen zuvor enthüllt und mir zum Freund gemacht hatte und der mir jetzt half. Nicht nur gefühlsmäßig, sondern auch auf der Ebene der Vernunft. Nachdem ich mich selbst in den Arm genommen und getröstet hatte, überlegte ich, warum Jo sich wohl so verhalten hatte. Vielleicht war es seine Ohnmacht, die er selbst nicht verarbeiten konnte? Vielleicht wäre es für ihn unerträglich, würde er ein Körperteil verlieren? Oder war es seine unermessliche Angst, mich zu verlieren? Ich versuchte, gütig zu sein, ihn zu verstehen und ihm zu verzeihen. Zeit und Kraft, seinem Verhalten auf den Grund zu gehen, hatte ich allerdings nicht. Mein Leben zählte jetzt, und es hatte allen anderen Problemen gegenüber Vorrang. So entschied ich, dass ich meinen Weg zunächst ohne ihn weitergehen würde. Ich habe ja mich, meine Freundin, meine Eltern und meine Kinder, tröstete ich mich immer wieder. Eigentlich bin ich doch ganz schön reich.

Mit diesen Gedanken und dem Gefühl, im Leben doch geborgen zu sein, weil es noch so viele andere Menschen gab, die ich liebe und die mich lieben, schlief ich dann im Morgengrauen ein.

Extrem gegensätzliche Verhaltensweisen

Als ich Jo erzählte, dass ich in diesem Buch über seinen inneren Rückzug, der als trauriges Gefühl in meiner Erinnerung fortbesteht, schreiben will, haben wir beide unser damaliges Verhalten in langen Gesprächen noch einmal genau beleuchtet. Warum hatten wir uns so schrecklich missverstanden?

Jo wurde einen Tag nach der ersten Brustoperation, als ich noch in Tränen aufgelöst im Bett lag und ein ziemlich desolates Bild abgab – über mir baumelten die Infusionsflaschen, und unter mir hingen die mit Blut gefüllten Drainagebeutel –, in das Büro des Chefarztes gerufen. Dort erfuhr er, dass es sehr schlecht um mich stand. Jo verinnerlichte die Aussage des Mediziners und glaubte, dass er mich sehr bald verlieren würde. Er sah unsere drei kleinen Kinder bereits als Halbwaisen und sich selbst als Vater, der, fortan alleinerziehend und gleichzeitig seinen Job meisternd, das Leben zu bewältigen hätte. Das war ein Wendepunkt in seinem Leben, ein sehr trauriger, wohl aber unvermeidlicher, den Äußerungen der Ärzte nach zu urteilen, so glaubte er. Außerdem war er überzeugt, dass seine Anwesenheit im Krankenhaus mir nicht helfen würde. Mich bis an mein Ende zu begleiten, wollte er sich nicht vorstellen, nicht erleben. Gründe gab es also für ihn, mich nicht mehr zu besuchen. Um das Leid meines Dahinsiechens nicht miterleben zu müssen, flüchtete er in die Rolle des umsichtigen Krisenmanagers, der ja die Kinder zu Hause versorgen und zur Arbeit gehen musste. Er würde einfach weiterfunktionieren. Und weinen könne er, wenn es dann geschehen sei, immer noch, hatte er dem Chefarzt gesagt. Jo hatte mich zu diesem Zeitpunkt regelrecht aufgegeben.

Ich dagegen fing an zu hoffen, verschlang Bücher, entwickelte Strategien, baute mich auf, und mir gelang es, selbst im Krankenhaus, einige Momente mit Freude leben zu können. Jos Nichterscheinen hatte ich zunächst einmal so hingenommen, wollte mir darüber auch nicht zu viele Gedanken machen und betrachtete seine Reaktion als vorübergehende Blockade. Manchmal musste ich mich allerdings zu solch einer gelassenen Betrachtungsweise zwingen. Wenn ich Jo anrief, erzählte ich ihm von meiner immer größer werdenden Zuversicht und den von mir entwickelten Strategien für das Leben. Ich wollte ihn überzeugen. Er dagegen redete kaum, hörte nur zu. Ich wurde immer stärker, Jo immer hilfloser und verängstigter. Er verstand meinen ungeheuerlichen Optimismus als den letzten, verzweifelten Ausdruck einer Sterbenden. Als ich ihm dann zu später Abendstunde auch noch erzählte, dass ich die zweite Brust in ein paar Tagen ebenfalls würde entfernen lassen, empfand er meine Entscheidung, mich einer weiteren Qual zu unterziehen, wenn ich doch sowieso bald nicht mehr von dieser Welt sein würde, als pure Sinnlosigkeit. Er wollte mir zu verstehen geben, dass ich mir um ihn und die Kinder keine Sorgen machen sollte, dass er es auch allein schaffen würde und ich mich für die Familie nicht quälen dürfte. Ich aber hatte mich überhaupt nicht mit dem Tod abgefunden, und so war Jos Äußerung in dem Moment für mich völlig unverständlich.

Ich wollte durch die Entscheidung zu einem weiteren Eingriff die Chance auf Heilung erhöhen. Er interpretierte die bevorstehende zweite Operation als ein Anzeichen des Fortschreitens meiner Erkrankung und sah mich bereits unter der Erde liegen. Ich glaubte an das Leben – er an meinen Tod.

Jos Verhalten hatte damals meine Einsamkeit und Traurigkeit um ein Vielfaches verstärkt. Seine Worte: »Von mir aus brauchst du gar nichts zu machen. Wir schaffen es auch allein, solltest du nicht mehr unter uns sein«, hallten in meinen Gedanken wider. Ich gab mir unendliche Mühe, ihnen etwas Positives abzuringen: dass ich mir keine Sorgen machen müsste, Jo würde sich schon um alles kümmern und allein fertig werden. Aber manchmal empfand ich den Satz auch wie ein Urteil der Verbannung aus meinem eigenen Heim, das doch mein ganzes Leben und unendliche Liebe für mich bedeutete. Danach wiederum versuchte ich, sanftere Erklärungen für Jos Verhalten zu finden. Dass er Krankheit und alles, was damit zusammenhängt, also Schwäche, Schmerzen, Stöhnen, Leid, Fieber, Krankenhäuser, hasste, war mir bekannt, denn ich erinnerte mich daran, dass er einmal mit einer schweren Erkältung so lange weitergearbeitet hatte, bis daraus eine Lungenentzündung geworden war und er praktisch aus den sprichwörtlichen Latschen kippte. Außerdem war er auch in der Vergangenheit nie besonders einfühlsam gewesen, wenn ich mich mal schwach oder sehr schlecht gefühlt hatte. Punktum, ich wusste in meinem Inneren, dass er mit Krankheiten, egal, wer davon betroffen war, mit Ausnahme der Kinder, schlecht umgehen konnte. Natürlich hätte ich auch allen Grund dazu gehabt, Jos Liebe mir gegenüber anzuzweifeln. Doch dieser Gedanke war derart unerträglich und kräftezehrend, dass ich ihn beiseiteschob.

Gott sei Dank habe ich damals nicht an eine Trennung gedacht. Betroffene und Angehörige sollten sehr, sehr gründlich darüber nachdenken, bevor sie im Frühstadium extremer Ausnahmesituationen radikale Veränderungsentscheidungen treffen und umsetzen. Die Koffer zu packen und das Weite zu suchen, kann auf beiden Seiten zu einem völligen Zusammenbruch führen, wie mir häufig von Menschen, die sich noch während der Erkrankung oder kurz danach getrennt haben, erzählt wird.

Erst viel später wurde Jo und mir klar, dass wir miteinander hätten offen und ehrlich sein sollen. Natürlich waren wir beide voller Angst vor meinem möglichen Lebensende, aber keiner von uns wollte das zugeben. Statt ausschließlich Informationen über medizinische Befunde und meine Überlebensstrategien weiterzugeben, hätte ich Jo sagen sollen, dass ich ihn brauchte, dass er zu mir kommen sollte, um gemeinsam Lösungen zu finden. Dann wären wir auch sicherlich in der Lage gewesen, zusammen zu weinen, Gefühle der Angst und Traurigkeit zu zeigen, uns aber auch gegenseitig Mut zu machen. Und es wäre erst gar keine Kluft zwischen uns entstanden. Je mehr ich die Rolle der Hoffnungsvollen übernommen hatte, desto mehr steuerte Jo mit Pessimismus dagegen. Mein Optimismus wirkte auf Jo befremdlich, bedrohlich fast, vor allem deswegen, weil ich ihm gegenüber kein einziges Mal auch nur ansatzweise Unsicherheit oder Angst gezeigt hatte. Da ich jegliches Gefühl von Hoffnungslosigkeit verleugnete, musste er instinktiv dagegensteuern – den Part des Hoffnungslosen übernehmen – und sich entsprechend unzuversichtlich geben. Jetzt kann man natürlich die Frage stellen, warum ich Jo nicht gebeten hatte, mir beizustehen und den Weg mit mir gemeinsam zu gehen?

Die Antwort lautet, ich war schlicht blockiert, einfach unfähig dazu. Ein Psychologe hätte mir in dieser Situation die Augen öffnen können. Aber es kam keiner an mein Bett. Es gab damals, 1998, in der ganzen Klinik keinen einzigen Psychologen. Als ich eines Tages den Chefarzt fragte, ob die mir bekannte Psychologin aus meinem Heimatort für eine Therapiesitzung zu mir kommen dürfe, kam die Antwort, dass es aus abrechnungstechnischen Gründen leider nicht möglich sei.

Aber gerade ein Psychologe kann in solch einer Situation derjenige, vielleicht sogar der Einzige, sein, der die emotionalen Verstrickungen und die dadurch hervorgerufene Blindheit gegenüber einfachen Lösungsansätzen zu klären vermag. Auch Bücher können helfen. Nur hatte ich damals noch kein geeignetes auf meinem Nachttisch.

Bei vielen sich in ähnlichen Lebenskrisen befindenden Partnerschaften sind solche Verhaltensmuster, deren zerstörerischer Auswirkungen sich zunächst niemand bewusst ist, zu beobachten. Erst wenn wir sie begreifen, das heißt, sie beleuchten und versuchen zu verstehen, können wir Weichen stellen und die vielleicht schwierigste Strecke des Lebens gemeinsam gehen. Darum ist es wirklich ratsam, sich über Verhaltensweisen Gedanken zu machen. Natürlich war ich damals dazu nicht in der Lage, und es wäre auch zu viel verlangt, andere in Ausnahmesituationen – unmittelbar nach der Diagnosestellung, vor und nach Operationen oder mitten in der Therapie – dahingehend »erziehen« zu wollen. Aber später hatten Jo und ich wiederholt darüber geredet, diskutiert und schließlich erkannt, was schiefgelaufen war. Hätte ich ihm damals beispielsweise deutlich gemacht, dass tief in meinem Innern, neben sehr großen

Zweifeln, vor allem das Gefühl vorherrschte, wieder gesund zu werden, und ich alles in meiner Macht Stehende dafür tun würde, hätte Jo seine Haltung eher ändern können. In ihm wäre Platz für Zuversicht frei geworden. Durch das Eingestehen meiner Zweifel hätte er leichter nachziehen und sagen können: »Ich verstehe, dass du manchmal Zweifel hast, die habe ich auch, aber gemeinsam können wir es schaffen«, und schon wären wir zu zweit im Boot gewesen und ein Team geworden. Natürlich kann man die ganze Situation auch andersherum sehen: nämlich, dass Jo seine Zuversicht geleugnet hatte. Er hätte mir deutlich machen können, dass ihn zwar große Ängste quälten, aber dass er auch an mich glaubte und meine Stärke schätzte. Durch seine Zuversicht wäre Raum für das Sichtbarwerden meiner Ängste entstanden. Es ist fast so, als wolle man instinktiv die Waagschalen im Gleichgewicht halten; ist auf der einen Seite Hoffnung zu stark, wirkt auf der anderen Seite im gleichen Maße Hoffnungslosigkeit dagegen.

Diese gegensätzlichen Verhaltensweisen in Partnerschaften treten, wie bereits erwähnt, vor allem in Krisenzeiten häufig zutage. So erzählte mir beim Signieren meiner Bücher der Mann einer an Eierstockkrebs erkrankten Frau: »Ich tue alles. Hole sämtliche Informationen über hochmoderne Medizin, Alternativtherapien und Anleitungen zur Meditation ein, kaufe Obst und Gemüse für sie, koche und bereite alle Mahlzeiten zu, tue und mache, aber meine Frau unternimmt gar nichts, und nichts kommt an. Ich habe das Gefühl, sie will gar nicht gesund werden. Eigentlich laufe ich ständig gegen eine Wand.« Während der Mann erzählte, stand seine Frau drei Schritte hinter ihm und schaute desinteressiert oder unsicher im Raum umher. Vielleicht fühlt sie sich durch die Geschäftigkeit des Mannes fast entmündigt, fragte ich mich. Hat sie womöglich keinerlei Entscheidungsfreiheit mehr und trotzt ihm so mit Gleichgültigkeit? Ganz zum Schluss der Veranstaltung kam sie zu mir und sagte mit einem traurigen Ausdruck in den Augen: »So stark wie mein Mann werde ich nie sein.« Vielleicht fühlte sie sich umso schwächer, je stärker ihr Mann war. Nähme sich ihr Mann ein bisschen mehr zurück, würde möglicherweise ein Platz frei, den sie mit eigenen Entscheidungen belegen könnte. Sie muss die Möglichkeit haben, sich selbst zu fragen: »Was kann ich Gutes für mich tun?« Dann hätten beide wieder die Chance, sich in der Mitte zu treffen.

Ähnliches ging mir durch den Kopf, als ich erfuhr, was die Frau eines an Hodenkrebs erkrankten Mannes alles anstellte, um ihn aufzuheitern. Der Mann erzählte mir: »Ich kann das kaum noch aushalten. Sie stellt sich fast auf den Kopf für mich. Immer wieder bekomme ich zu hören ›Denk positiv‹, dann backt sie mir gleich zwei Kuchen, kauft Kinokarten oder will mich sonst wohin zerren, obwohl ich gar keine Lust darauf habe. Je mehr sie sich bemüht, desto schlechter fühle ich mich. Ich will doch gar nicht abgelenkt werden. Wie soll ich mir einen Kinofilm ansehen, geschweige denn genießen, wenn in meinen Gedanken und Gefühlen Chaos herrscht? Lieber möchte ich mit ihr über meine Gefühle reden, und ich wünsche, dass sie endlich mal sieht, wie krank ich bin und wie lebensbedrohlich meine Krankheit ist.« Sicherlich wusste seine Frau um die Bedrohlichkeit der Erkrankung, aber gerade dieses Wissen und die damit verbundenen schmerzhaften Gefühle wollte sie verleugnen, indem sie alles tat, um ihren Mann abzulenken und aufzuheitern. Genau das Gegenteil hatte sie aber dadurch erreicht. Unbewusst übernahm ihr Mann die von seiner Frau verleugneten Ängste. So wurde er immer einsamer und rückte schließlich in die völlige Passivität, die starke Depressionen hervorrufen kann. Ein ehrliches Gespräch über alle unausgesprochenen Gefühle dagegen könnte beide aus den extremen Verhaltensweisen herausholen und Raum schaffen für einen heilend wirkenden Umgang miteinander.

Ähnlich einseitige Verhaltensweisen in Partner-, Wohn- oder Familiengemeinschaften treten auch im ganz normalen Alltag auf. Nur der Unterschied ist hier, dass sie selten zu einer Gefahr für den Einzelnen werden, sondern höchstens unangenehm sind. Wenn ich beispielsweise positive Gefühle allein für mich pachte und meinem Partner, meiner Familie oder meinen Freunden ständig von dem schönen Leben vorschwärme. Wenn ich schon morgens am Frühstückstisch einen Wortschwall über die saftige, sattgrüne Wiese, ihren herrlichen Duft und die lieblich zwitschernden, putzigen kleinen Vögel ausgieße, dann besteht große Gefahr, dass alle anderen um mich herum erblinden, das Schöne gar nicht mehr sehen können, weil ich ihnen die Sicht für den eigenen Blick versperre. Ich erinnere mich noch an die Autofahrten mit der Familie nach Spanien in meiner Kindheit. Während wir durch Großstädte oder bizarre Landschaften fuhren, schwärmte meine Mutter manchmal ohne Unterlass und machte uns immer wieder auf von ihr erspähte Sehenswürdigkeiten aufmerksam, die wir dann auch bestaunen sollten. »Schaut, links die Kathedrale, habt ihr schon mal so etwas Schönes gesehen? Jetzt guckt doch mal rechts, wie wunderschön die Blumen! Kinder, seht mal, wie anmutig die Skulpturen …« Manchmal wollte ich gar nichts mehr sehen, fand alles nur noch langweilig. Zu guter Letzt schaute ich gar nicht mehr aus dem Wagenfenster hinaus. War es hingegen still, entdeckte ich für mich die wundersame Schönheit der Natur und freute mich. Wenn ständig ein anderer den aktiven Part übernimmt, sei es auch eben nur, um auf etwas Schönes aufmerksam zu machen, bleibt mir kein Raum für meine eigenen Entdeckungsreisen, für meine Perspektive, Wahrnehmung und Gedanken.

Dies ist nur ein Beispiel für vielleicht so eben gerade noch erträgliche alltägliche Verhaltensarten, die sich häufig einschleichen und zu Gewohnheiten werden, ohne dass wir sie bewusst wahrnehmen. Deshalb ist es kaum verwunderlich, dass in schwierigen Lebenssituationen nur allzu leicht ein extrem unausgewogenes Verhalten zutage treten kann, das uns dann wiederum das Leben erschwert und, wie bei Jo und mir geschehen, durch gegenseitige Isolation regelrecht unglücklich macht. Es gilt, dies zu erkennen, um die Misere von den Beteiligten abzuwenden. Stephanie Simonton widmet diesem Phänomen in ihrem Buch »Heilung in der Familie« ein ganzes Kapitel.

Heute versuchen Jo und ich, offen miteinander zu reden, auch über unsere Gefühle. Obwohl ich zugeben muss, dass meistens ich diejenige bin, die den Mittelweg sucht, um Missverständnisse von vornherein nicht aufkommen zu lassen, denn Jo lebt in einer ganz anderen Gefühlswelt als ich. Ich würde sogar behaupten, dass er emotional verschlossen ist. In seiner Kindheit wurde er schon früh durch die Wirren des Zweiten Weltkriegs von seiner Mutter getrennt und hat deshalb vielleicht irgendwann für sich entschieden: »Fühle nicht, dann überlebst du!« Die fest verriegelte Türe zu seinen Emotionen versuche ich immer wieder zu öffnen, vor allem durch Gespräche und Umarmungen. Bin ich traurig oder habe Angst, dann sage ich es ihm und fordere seine Wärme, eine Umarmung, seine gefühlsmäßige Aufmerksamkeit. Aber auch für sein eigenes Erwachsenenleben und die Weiterentwicklung seiner Empfindungswelt ermutige ich ihn häufig, den eigenen Bedürfnissen und Gefühlen nachzuspüren, um dann sein Herz sprechen zu lassen, wie es ihm bei unseren Kindern ja auch gelingt.

Gerade wenn wir krank sind, brauchen wir Nähe und Zuwendung. Auch Mediziner wissen, wie wichtig, ja fast unerlässlich emotionale Nähe im Heilungsprozess ist. Frühchen im Brutkasten beispielsweise haben eine deutlich größere Chance zu überleben, wenn sie häufig gestreichelt werden und Liebe bekommen. Leonard Laskow schreibt in seinem Buch »Heilende Energie«, dass die Energie der Liebe in Gefühlen wie Mitgefühl, Fürsorge, Frieden, Dankbarkeit und Freude die stärkste Kraft in uns ist und eine Voraussetzung dafür, wieder heil und gesund zu werden.

Damals ist Jo fast vier Wochen lang, bis zu dem Tag, als ich in die Tumorklinik verlegt wurde, nicht mehr zu mir ins Krankenhaus gekommen – auch nicht nach der zweiten Brustoperation. Die Traurigkeit darüber hatte ich zu verdrängen versucht und für mich behalten. Ich befürchtete, dass ein ungleich größeres Problem auf mich zukäme, würde ich mit anderen darüber reden. Da meine Eltern mit unseren Kindern immer noch im Sauerland waren, hatten sie von seinem Nichterscheinen so gut wie nichts mitbekommen. Nur Carmen wusste davon, aber sie war klug, dramatisierte und verurteilte Jos Verhalten nicht, sondern versuchte sich sogar in seine Lage zu versetzen, um ihn zu verstehen. Sie war diejenige, die mir am meisten und am besten helfen konnte. Sie kam mich jeden Tag, an manchen sogar zweimal, besuchen. Und wir redeten nicht unentwegt über meine Krankheit, sondern auch über schöne und alltägliche Dinge wie das Frühjahrssingen unserer Kleinen im Kindergarten, den nahenden Frühling, die Schule, die Beeinträchtigung der Lesefähigkeit der Kinder durch zu viel Fernsehen, das Wetter oder die neuesten Duftstoffe im Sommer. Diese Normalität tat mir so gut!

Obwohl mir Jo damals sehr weh getan und mich in der größten Krise meines Lebens allein gelassen hatte, frage ich mich, ob sein Rückzug vielleicht einen Sinn hatte. Ich denke, dass dadurch sehr viel Freiraum für mich entstanden war, um eigene, lebenswichtige Entscheidungen zu treffen. Ich weiß heute, dass vieles im Leben zwei Seiten hat. So kann auch manch negative Situation dennoch eine durchweg positive Auswirkung haben.

Ich hatte in dieser schweren Zeit mit Hilfe meiner Bücher erkannt, dass jeder Mensch in seinem Leben in Situationen gerät, in denen niemand ihm etwas abnehmen kann, er ganz allein dasteht und nur er für sich und seine Entscheidungen verantwortlich ist. Wer sorgt für meinen inneren Frieden, für mein eigenes Glück? Solange ich bei Bewusstsein bin, muss ich mich selbst darum kümmern – und sei die Krise, in der ich stecke, noch so groß. Ich kann mir aber einen sicheren Hafen bedingungsloser Liebe tief in meinem Inneren anlegen. Liebe fängt in uns selbst an, und mit ihr sind wir nie mehr allein, durch sie öffnen sich viele Schranken. Zu dieser Erkenntnis zu gelangen, war vielleicht nur möglich, weil ich ganz allein am Abgrund stand. Sie gab mir Kraft, meinen Weg zu gehen, auf dem mich in Zukunft meine Familie und Freunde begleiten würden.

Hierzu fällt mir eine passende Lebensweisheit von Joseph Campbell ein:

»Wenn ich jetzt manches anschaue, was damals für mich die reinste Katastrophe war, erkenne ich, dass genau dadurch ein wichtiger Aspekt meines Lebens und meiner Laufbahn eine Struktur gefunden hat.«

Heilung unterstützen

Mein Wille zur Selbsthilfe

»Denk positiv!« ist eine Aufforderung, die nicht nur ich, sondern fast alle Erkrankten von ihren Angehörigen und Freunden zu hören bekommen. Ich mag diesen Satz nicht besonders, weil man ihn mir so häufig mal eben nebenbei mit auf den Weg gegeben hat, beim Aussteigen aus dem Wagen vor dem Tumorzentrum, kurz vor dem Auflegen des Telefonhörers nach einem tränenreichen Gespräch oder als ich vor Angst zitternd in dem langen Flur eines Krankenhauses auf meinen möglicherweise schlechten Befund wartete. Selbstverständlich kann ich diesen Satz auch positiv bewerten, aber es kommt auf die Situation an. Einfach so dahingeschleudert, hört es sich fast so an, als wolle der Auffordernde nicht viel mit meinen Problemen zu tun haben. Oder ist es einfach ein Zeichen seiner Hilflosigkeit? Ähnlich empfinde ich, wenn mir, bei unübersehbaren Zeichen von Schwäche oder Schmerzen in meinem Gesichtsausdruck, im Vorbeigehen die Frage gestellt wird: »Wie geht es denn heute?«

Nun wirkt die Ermahnung »Denk positiv« auf mich eher wie ein Appell an die Passivität, so als genüge es, sich hinzusetzen und eine positive Geisteshaltung einzunehmen, und schon würde man gesund. Also muss man nur richtig denken, und alles wird wieder gut? Das kann zu einem Zwangsgedanken führen und das Gegenteil bewirken. Eine Krebserkrankung dreht zunächst unser innerliches Kaleidoskop der Gefühle, hauptsächlich der traurigen und von Angst besetzten. Diese zu unterdrücken, ist nichts anderes als Selbstverleugnung. Aber die Realität lässt sich nicht auf lange Sicht verleugnen. Um aus einer schweren Krise herausfinden zu können, ist es meines Erachtens zwingend, sich ihr als Erstes zu stellen, also das Geschehene anzunehmen und die Realität zu sehen. Erst dann kann ich darüber nachdenken, was zu tun ist, wie ich mir selbst und andere mir helfen können. Ich glaube, dass wir dann sogar auch das Positive in einer Krise entdecken können. Besser als »Denk positiv!« wäre die Aufforderung: »Überleg mal, was du dir jetzt Gutes tun kannst!«

Ja, was? Der Wunsch zu leben, zu hoffen, Mut zu haben und Eigenverantwortung zu übernehmen, bestimmte wohl meine ersten Schritte, mir selbst etwas Gutes zu tun. Der Wunsch zu leben? Da stutzen viele. Ist das nicht selbstverständlich? Sicherlich, wie bei den meisten Menschen so auch bei mir.

Wir müssen aber an diesem Wunsch arbeiten, um einen Stein ins Rollen zu bringen, um etwas zu verändern, innerlich freier zu werden, Leben intensiver zu empfinden und Heilung zu unterstützen. Ich denke, dass es gerade in einer Krise wichtig ist, eine Bestandsaufnahme vom Leben zu machen – das sollten auch Gesunde hin und wieder tun! –, um zu erkennen, was für ein Mensch ich bin, was mich einzigartig macht, mich am Leben hält, welche meine Ziele waren und sind. Mit wem will ich leben? Für wen und wofür lohnt es sich, wieder gesund zu werden, Operationen, Chemo- und Strahlentherapie auf sich zu nehmen?

Diese Auseinandersetzung kann uns motivieren und heilsame Impulse geben, so dass wir uns mit Hoffnung, Mut und letztendlich aus Überzeugung auch selbst darum kümmern, wieder gesund zu werden. Das ist eine Entscheidung, die jeder selbst treffen muss, niemand auf dieser Welt kann sie uns abnehmen. Doch diese Entscheidung festigt. Mit ihrer Hilfe können wir aus der Opferfalle, in die wir bei Krankheit ziemlich schnell hineingeraten, herauskommen und leiden nicht mehr so sehr unter dem Gefühl, fremdbestimmt zu sein. Sie verdeutlicht uns die Kostbarkeit unseres Lebens. Angehörige und Freunde können dem Erkrankten, sollte er über längere Zeit in Passivität und Resignation verharren, den Weg zu solchen Überlegungen durch Gespräche und Bücher ebnen. Manchmal genügt nur das Zuhören oder ein Satz, eine Zeile, ein Zitat aus einem Buch, eben ein kleiner Anstoß. Manchmal schafft es auch der Psychologe. Feingefühl bei denjenigen, die dem Patienten diesen Weg aufzeigen möchten, ist in jedem Fall eine Grundvoraussetzung.

Wie viele Menschen in ähnlicher Situation hatte auch ich zunächst mein bisheriges Leben überdacht und gesehen, was ich alles ändern, ablegen und was ich dazulernen wollte. Noch nie in meinem Leben war mir so klargeworden, wie kostbar der Augenblick ist, dass er das Einzige ist, was wir Menschen wirklich haben, und dass ich ihn für ein zufriedenes, erfülltes Leben wahrhaftig leben sollte. Allzu oft hatte ich den Moment früher nicht zu schätzen gewusst, war mit meinen Gedanken immer in einer anderen, unwirklichen Zeit, entweder in der Vergangenheit oder in der Zukunft gewesen. Da ich nicht wusste, wie viel Zeit mir noch zur Verfügung stehen würde, nahm ich mir vor, jeden Tag zu leben, als wäre es mein letzter. Ich wünschte mir, Lebendigkeit in den kleinen Dingen zu sehen, diese zu genießen und Prioritäten zu setzen, kleine Ziele stecken zu können, ohne die großen dabei aus den Augen zu verlieren.

Natürlich fragte ich mich auch ab und zu, wieso ich überhaupt Krebs bekommen habe. Eigentlich war ich überhaupt nicht die typische Krebspatientin. Weder war ich übergewichtig noch rauchte ich oder aß fetthaltige Speisen. Ich becherte keinen Alkohol und hätte sogar einen natürlichen Schutz gegen Brustkrebs haben müssen, da ich alle meine Kinder voll gestillt hatte, jedes mindestens ein Jahr lang. Ebenso ging auch die Frage nicht einfach an mir vorüber, ob vielleicht meine Psyche Schuld an allem hatte? Auf der Suche nach der Antwort spürte ich allerdings recht bald, dass ich auf keinen grünen Zweig kam. Also entschied ich, nicht mehr nach der Ursache zu forschen. Das Wissen über die Entstehung von Krebs steckt eigentlich noch in den Kinderschuhen, aber – so die Wissenschaft – zahlreiche Faktoren können dabei eine Rolle spielen, und deshalb ist die Frage, ob allein die Psyche schuld sei, weder sinnvoll noch gesundheitsfördernd. Warum bekommen Kinder und sogar Babys Krebs? Es ist verständlich, dass Kranke und die Angehörigen Ursachen für das unerklärliche, bedrohliche Krebsgeschehen suchen. Die Ursache der Erkrankung jedoch der Psyche, der Seele, dem Charakter, der Lebenseinstellung in die Schuhe zu schieben, kann zu erheblichen Schuldgefühlen mit zerstörerischer Auswirkung auf den Patienten führen. Auch den Krebs symbolisch deuten zu wollen, zum Beispiel Brustkrebs als Zeichen eines Problems mit der eigenen Weiblichkeit oder Mutterrolle, ist ziemlich unsinnig, zumal solche Gedanken nur noch weitere Niedergeschlagenheit verursachen. Selbst wenn dem so wäre, könnte diese »Erkenntnis« Geschehenes rückgängig machen?

Die Suche nach Erklärungen, nicht die nach persönlicher Schuld, kann auch Positives mit sich bringen: Wenn ich mich nicht dafür, was ich glaube, falsch gemacht zu haben, bestrafe, sondern lebhaft vor mir sehe, was ich besser machen, was ich ändern möchte. Diese Einstellung kann zu einer erheblichen Steigerung des seelischen Wohlbefindens führen und dadurch Heilung unterstützen. Manche entscheiden sich zum Beispiel, nicht mehr so viel zu arbeiten, damit sie nicht eines Tages, wenn es vielleicht schon fast zu spät ist, feststellen müssen: »Hätte ich mir doch mehr Zeit für meine Liebsten genommen.« Für all jene Menschen, die durch Krankheit das Bedürfnis verspüren, tiefere Einsichten ins eigene Leben zu nehmen, kann Krebs tatsächlich als Chance, als Antreiber betrachtet werden, um Dinge zu ändern, die man sowieso schon immer ändern wollte.

Stellen wir fest, dass wir unglücklich sind und eigentlich vieles verändern müssten, um ein freudvolleres Leben führen zu können, so ist übereiltes, hektisches Handeln meistens nicht notwendig. Es kann sogar völlig falsch sein. Gerade Frauen neigen dazu, gleich sofort alles ändern zu wollen, und verlassen etwa spontan ihren Lebenspartner. Eine Beziehung zu beenden, erfordert viel Kraft, und die daraus resultierende Änderung der Lebenssituation ist einschneidend. Ob die eigentlichen persönlichen Probleme aber damit gelöst werden, ist fraglich. Von vielen Betroffenen habe ich erfahren, dass sie diese Entscheidung im Nachhinein bereut haben, weil sie zum einen falsch war und ihnen zum anderen alle Energie geraubt hatte, die sie doch so dringend während der Therapie benötigt hätten. Wenn wir mit einem Menschen zusammenleben, warum ihn gerade dann verlassen, wenn wir lebensbedrohlich erkrankt sind? Solch eine Entscheidung sollte auf das Morgen verschoben werden, denn sie erfordert sehr viel Kraft. Manchmal ist auch gar keine Trennung notwendig, denn häufig genügt es, wenn sich nur einer verändert, eine neue Sichtweise, eine neue Einstellung zu sich selbst und zum Leben formuliert wird. Auch ich hatte damals vieles erkannt, was in meinem Leben nicht in Ordnung war: zu wenig Eigenliebe und Selbstachtung, zu viel Selbstkritik, Neigung zu krankhafter Eitelkeit und Hang zum Perfektionismus. Eigentlich entsprach ich dem seit Generationen geprägten Bild der Frau: immer schön und gepflegt, perfekt im Haushalt und Job, als Ehefrau und Mutter, stets gütig und friedfertig, rücksichtsvoll und nachgiebig, nicht laut und ungerecht. Ich nahm mir vor, daran etwas zu ändern. Mein erster Schritt war ein bedeutender Anfang: Ich lernte, mich zu lieben, und mit der Zeit veränderte nicht nur ich mich, sondern auch meine Angehörigen, mit einer sanften Resonanz, einem wundervollen, klaren Echo auf meine Wandlung. Es gibt auch Erkrankte, die nach der Diagnose erst einmal den Lebenswillen verlieren, da sie ihr Leben ohnehin schon als trost- und wertlos empfunden hatten. Vielleicht sehen sie auch keine attraktiven Ziele und Perspektiven mehr für ein Weiterleben und sagen sich dann: »Es gibt nichts, für das es sich lohnt zu leben.« Mitunter verweigern sie sogar die Therapie. Bestürzte Angehörige mögen dann auf den Erkrankten einreden, ihm davon erzählen, wie schön doch das Leben sein kann, dass alles nicht so schlimm sei, dass er sich mal zusammenreißen solle usw. und geraten in Panik. Aber das Einreden auf den Kranken ist nicht hilfreich, wenn der Patient in seiner Resignation verharren möchte. Eine Frau erzählte mir, dass ihr Mann, gerade als er in Rente ging, die Diagnose Krebs erfahren habe. Er sei so bestürzt darüber gewesen, dass er nicht mehr leben wollte. Nicht nur der Krankheit wegen, sondern auch, weil er gar nicht pensioniert werden wollte und sich nichts sehnlicher wünschte, als weiterhin seinem Beruf nachgehen zu können. Er fühlte sich doppelt bestraft: aus seinem Job entlassen und todkrank. Seine Frau erzählte mir weiter, dass sie zunächst geglaubt habe, den Verstand zu verlieren, weil er jegliche Behandlung ablehnte. »Als alles Zureden nicht mehr half, ging mir plötzlich ein Licht auf, da wurde mir erst klar, wie ermüdend mein ganzes Gerede für ihn gewesen sein muss. Die ganze Zeit hatte ich mich mit meinen Ängsten in den Mittelpunkt gestellt, nie aber wirklich ihn gesehen. Wie ging es ihm, was spürte er? Ich hörte auf zu reden, ließ Stille eintreten, und allmählich fing mein Mann an, über all das, was auf seiner Seele lastete, zu sprechen, und ich hörte zu und schenkte ihm meine uneingeschränkte Aufmerksamkeit. Wir fühlten uns sehr nah und spürten Wärme, die uns der gemeinsame Augenblick schenkte. Mein Mann ließ sich dann operieren, und gemeinsam folgten wir dem Weg der Therapie. Heute geht es ihm gut. Er hat das Malen entdeckt und macht wunderschöne Bilder.«

Ich denke, dass die bloße Anwesenheit von Familie und Freunden sowie ihre Haltung, dass sie uns begleiten und zuhören, zunächst die beste Hilfe für den Betroffenen ist. Meistens geht die Phase der Resignation von allein vorüber, und der Erkrankte erkennt schließlich doch die schönen Dinge des Lebens wieder, für die es sich lohnt zu leben und deshalb eine Therapie anzunehmen. Sollte dies nicht geschehen, muss unbedingt ein Psychotherapeut zu Rate gezogen werden.

Krankheit kann ein Wegbereiter für ein anderes, friedvolleres, bewussteres, intensiveres Leben sein. Eine Bestandsaufnahme meines bisherigen Lebens hatte mir damals die Augen geöffnet. Nur durch Erkenntnis ist Wandel möglich, und deshalb hatte ich auch die fest verriegelten Türen zu meinem verborgenen Ich geöffnet und vieles erkannt, was ich in meinem Buch »… und flüstere mir vom Leben« detailliert beschreibe. Mit dieser Erkenntnis und dem daraus wachsenden Wunsch nach einem fürsorglicheren und liebevolleren Umgang mit mir selbst sowie der Sehnsucht danach, noch lange auf dieser Welt zu bleiben, entwickelte ich im Krankenhaus Strategien, die mir bei der Verwirklichung helfen sollten. Dabei achtete ich darauf, nur den vor mir liegenden Tag als Ziel zu betrachten, den Augenblick zu genießen und zu erleben, ohne andauernde, sehnsüchtige Blicke auf das Endziel zu werfen, nämlich vieles verändern und vor allem gesund werden zu wollen, am liebsten jetzt gleich. Mit Meditationen, Atemübungen, Vorstellungsbildern und dem Wissen darum, meine Erwartungen nicht sofort eingelöst zu bekommen, machte ich mich auf den Weg zum Gipfel des Berges. So ereignete es sich während einer Meditation, dass ich meine innere Stimme, die der Wahrheit, Vernunft, Intuition und Liebe, wiederfand und zu meinem besten Freund, meinem Ratgeber und inneren Arzt machte. Diese innere, von mir früher fast immer überhörte Stimme ist es, die mich jetzt zu jeder Zeit begleitet, aber auch herausfordert, um über mich nachzudenken. Durch den kontinuierlichen Dialog mit ihr gelingt es mir immer mehr, im Einklang mit mir selbst zu leben, das Gleichgewicht zwischen Körper und Seele zu finden. Behandle ich meinen Körper schlecht, wird er früher oder später krank. Vernachlässige ich meine Seele, wird das Gleiche geschehen. Missachte ich beide zugleich, werde ich sicherlich sehr krank. Das Ganze kann ich aber auch umdrehen: Behandle ich meinen Körper gut, wird er es mir durch Kraft und Energie danken, pflege ich meine Seele, wird sie die Selbstheilungskräfte meines Körpers stärken. Hege ich beide gleichermaßen, erhöht sich die Wahrscheinlichkeit, seltener krank zu werden, und umsorge ich beide während einer Krankheit, vervielfache ich meine Chancen, wieder gesund zu werden.

Ich erfuhr auch, wie mächtig Gedanken sein können, dass wir sie liebevoll behüten und aufmerksam beobachten sollten, damit sie nicht wie eine Horde herrenloser Hunde in alle Richtungen laufen, sondern an unserer Leine in die von uns gewünschte Richtung. Gedanken bestimmen maßgeblich unseren zukünftigen Weg mit. Durch Forschungen und anhand von Studien ist inzwischen belegt, dass sie unterschiedliche chemische Prozesse im Körper beeinflussen, so dass sie sowohl Gesundheit fördern (Glücksgefühl/Entspannung) als auch uns schaden können (Druck/Nervosität/Stress). »Das schaffe ich nicht!«, »Ich bin nicht gut genug!«, »Das wird niemals etwas werden!« sind gedankliche Vermutungen, durch die wir uns selbst bremsen, unsere Ziele nicht erreichen und schließlich sogar krank werden können.

Ich lernte, welch ein Lebenselixier unser eigener Atem ist, dass wir ihn fließen lassen sollten – Atemübungen helfen uns dabei –, damit er jede einzelne unserer siebzig Billionen Zellen bestmöglich mit Sauerstoff versorgen kann. Ebenso sehr überzeugte mich das Arbeiten mit Vorstellungsbildern, eine Methode, die sich Sportler schon längst angeeignet haben, um ihre Chancen im Wettkampf zu steigern. Stelle ich mir zum Beispiel vor, wie mein Körper sich repariert und ich dadurch wieder gesund werde, schicke ich ihm positive Botschaften. Es werden durch sogenannte Neurotransmitter gesundheitsfördernde Bahnen gelegt; fast von allein und unmerklich ändert sich mein Verhalten, ich gehe schließlich besser mit mir selbst um.

Durch das erlernte Wissen und dessen Umsetzung wurde ich immer ruhiger. In mir breitete sich allmählich das Gefühl aus, vieles im Griff zu haben, meine Hoffnung, dass ich es schaffen kann, wurde immer größer, ich spürte, dass ich lebte, und genau dadurch aktivierte ich meine Selbstheilungskräfte.

Ich möchte auch in diesem Buch mit Nachdruck darauf hinweisen und aufzeigen, welche Möglichkeiten uns zur Verfügung stehen, um Gesundheit zu fördern, die Psyche zu stärken und Ziele zu erreichen. Diese Möglichkeiten liegen wie verborgene Schätze, die uns von der Natur mitgegeben wurden, in jedem von uns. Sie zu nutzen, hat keinerlei schädigende Nebenwirkungen, kostet keinen Cent, wohl aber ein bisschen Zeit, Achtsamkeit und Disziplin. Sie sind so zahlreich in uns vorhanden, dass jeder aus ihnen schöpfen kann, um seine eigenen Strategien zu entwickeln. Nicht nur Erkrankte sollten von ihnen Gebrauch machen, sondern auch die Angehörigen und Freunde, denn sie sind als Helfer und Partner indirekt ebenfalls von der Krankheit betroffen: mit Verlustängsten, Traurigkeit und einem neuen, meist sehr anstrengenden Alltagsleben.

Nicht alle Krebskranken wollen und können mit der geschilderten Vorgehensweise und den möglichen Strategien zur Krisenbewältigung etwas anfangen, vielleicht auch deswegen nicht, weil ihnen diese Art zu denken zu fremd, zu anstrengend ist oder sie mit ihrem Leben glücklich sind und sich mit der Behandlung zufriedengeben. Sie wollen nur die Medizin, Genesung und danach so schnell wie möglich zurück ins alte Leben. Dagegen ist nichts einzuwenden, es ist völlig in Ordnung! Entscheidend ist, dass jeder einen Weg wählt, auf dem er sich wohl fühlt, denn den einzig wahren Weg, der für alle gilt, gibt es nicht.

»Wie konnten Sie nur so stark sein, Bücher studieren und klare Entscheidungen in einer Situation treffen, in der andere völlig zusammenbrechen?« Diese Frage haben mir bereits viele Erkrankte und Angehörige auf meinen Lesungen gestellt.

Ich weiß nicht, ob es Stärke war, die mich dazu getrieben hat, oder eher die Schwere der Erkrankung, meine düstere Prognose und der Wille zu leben. Meine Angst, mich vielleicht von dieser Welt bald verabschieden zu müssen, war damals so groß und mein Wunsch zu leben entsprechend unermesslich, dass ich alle Register für das Leben zog. Ich wollte alles tun, um Heilung zu unterstützen, wirklich sämtliches in meiner Macht Stehende ausschöpfen, ebenso sehr den Rat der Ärzte befolgen und die vorgeschlagenen Behandlungen, ob Operation, Chemo- oder Strahlentherapie, annehmen. Da ich nicht wusste, welche Möglichkeiten mir zur Verfügung stehen, um selbst den Weg zur Gesundheit zu ebnen, musste ich lesen. Ich glaube, mein tiefster Wunsch, diese große Krise zu meistern, zu überleben, war der Antrieb für meine enorme Lernfähigkeit. Mit dem Gefühl, keine Zeit verlieren zu dürfen, stürzte ich mich in die Arbeit, verschlang Berge von Büchern, wurde immer wissbegieriger und bewältigte in wenigen Wochen ein gewaltiges Lernpensum. Gleichzeitig spürte ich, dass die intensive Lektüre und die Übungen, das Erlernte umzusetzen, meiner Angst und Traurigkeit nicht mehr so viel Platz einräumten und mir viel Lebensqualität schenkten.

Aber wie bei dem Erlernen einer Fremdsprache oder eines Musikinstrumentes konnte ich nicht von heute auf morgen alles perfekt beherrschen, sondern musste vieles nachlesen, um zu verstehen. Ich brauchte Zeit für Erkenntnis und musste Erfahrungen machen, mein Leben leben, um Dinge zu verändern. Es ist ein langer Prozess, der bis heute noch andauert. Das Gelernte will geübt und gepflegt werden, damit sie nicht in Vergessenheit gerät, diese Kunst zu leben – auch mit Krebs.

Erster Besuch von Familie und Freunden

Erst am Wochenende nach der zweiten Brustoperation, ich lag bereits gute vierzehn Tage im Krankenhaus, kamen meine Familie, Verwandten und Freunde mich besuchen. An jenem Sonntagvormittag waren mehr als zehn Leute in meinem Zimmer. Abgesehen von einer tiefen, verborgenen Traurigkeit darüber, dass Jo nicht mehr zu mir kam, war ich sehr zuversichtlich. Ich hatte mir ja ein Päckchen voller Strategien – Meditationen, Atemübungen, das Arbeiten mit Vorstellungsbildern und positiven Gedanken – für das Leben gebastelt. Auch körperlich ging es mir, obwohl ich zweimal in vierzehn Tagen über mehrere Stunden operiert worden war, erstaunlich gut. Mit dem beidseitigen Brustverlust war ich bis zu diesem Tag ohne große traumatische Empfindungen zurechtgekommen, eher sogar erleichtert darüber, dass ich die Brust mit dem riesigen Tumor nicht mehr hatte und vor einem weiteren, vielleicht schon versteckten Krebs in der anderen Brust nicht mehr zu zittern brauchte. Mein Spiegelbild fand ich zwar etwas gewöhnungsbedürftig, aber nicht hässlich. Also saß ich erwartungsvoll in meinem Bett und wollte meiner Familie erzählen, dass ich selbst auch etwas für den Heilungsprozess tun könnte, dass ich aktiv mitwirken wollte. Aber dazu kam ich gar nicht, denn alle fingen erst einmal an zu weinen. Mir aber war überhaupt nicht nach Weinen zumute.

Sosehr ich ja überzeugt bin, dass es wohltuend ist, Tränen fließen zu lassen, der Zeitpunkt dafür sollte jedoch – wenn möglich – mit Umsicht gewählt werden. Beim Krankenbesuch sollte das Befinden des Patienten und nicht die Empfindung des Besuchers im Vordergrund stehen. Angehörige und Freunde müssen sich zunächst um ihn kümmern und sollten versuchen zu spüren, was er jetzt braucht: Schonung, Mut, Hoffnung, Tränen oder Rücksichtnahme? Ich hatte in den Tagen nach der ersten Operation genug geweint. Nun wollte ich kraftvolle, mutmachende und starke Familienmitglieder und Freunde. Die sehen sich wohl schon alle auf meiner Beerdigung, dachte ich, als ich nur noch traurige Gesichter um mich herum sah. Vielleicht steht es ja doch schlimmer um mich, als die Ärzte mir gesagt hatten? Wussten sie mehr als ich? Nein, eigentlich unmöglich. Ich hatte Vertrauen zu »meinen« Medizinern.

Bitte, weint nicht, so schlimm ist es doch noch nicht! Jetzt lebe ich! Schaut, mir geht es gut, wollte ich ihnen am liebsten zurufen.

Es war zutiefst deprimierend, Menschen schluchzten, die ich zuvor noch nie hatte weinen sehen. Wärt ihr doch nur eher gekommen, dachte ich, dann hätten wir zusammen weinen können. Jetzt will ich nicht. Ich will Hoffnung. Und dann begann ich, meine Familienangehörigen zu trösten, machte ihnen Mut und erzählte ihnen immer wieder, dass ich es schaffen könnte. Eigentlich hätte es ja andersherum sein sollen. Als alle gegangen waren, blieb ich erschöpft zurück. Plötzlich liefen mir die Tränen herunter und tropften in die Kissen. Ich fühlte mich allein.

Gefangen genommen von den vielen Tränen meiner Familie und Freunde, war ich nicht in der Lage gewesen, mich zu äußern, einfach zu sagen, dass ich jetzt keinen weinen sehen wollte, weil ich mir doch vorgenommen hatte, von meiner Hoffnung zu erzählen. Aber, wie schon einmal zu Beginn des Buches erwähnt, es wird uns nicht beigebracht, wie wir Lebenskrisen am besten meistern. So muss die Schule des Lebens selbst uns dies lehren, und wir müssen viel Schmerz und Leid auf diesem steinigen Weg erdulden. Meine Familie hätte sehen und spüren können, dass ich gar nicht den Tränen nahe war. Sie waren wohl alle ein bisschen unvorbereitet zu mir gekommen. Heute bin ich in der Lage, meine Wünsche direkt zu äußern, und merke vermehrt, dass es eigentlich ganz einfach ist, um etwas zu bitten. Den Helfern ist dadurch ebenfalls geholfen, weil sie dann wissen, was sie mir gerade Gutes tun können, und sicher ist, dass es auch »ankommt«.

Besuche bringen Abwechslung in den eintönigen Klinikalltag des Patienten und sind, neben dem Telefon, die Verbindung zu der Welt draußen. Der Erkrankte braucht sie, damit er sich von der Außenwelt nicht abgeschnitten fühlt. Da man als Patient sowieso schon das ganz normale, alltägliche Leben entbehren muss, hungert man regelrecht nach dem Leben »zu Hause«

und möchte über alle Neuigkeiten Bescheid wissen. Wenn körperliche und seelische Verfassung es zulassen, empfindet der Betroffene es als wahre Wohltat, nicht gänzlich vom Leben zu Hause abgeschottet zu sein, sondern bei anstehenden Entscheidungen mit einbezogen und um Rat gebeten zu werden. Er bleibt dadurch mit seinem Zuhause verbunden und fühlt sich wertvoll und nützlich. Besuche sollten so angenehm wie möglich gestaltet werden. Das verlangt von Angehörigen und Freunden einiges an Einfühlungsvermögen, damit sie eben keine negative Atmosphäre schaffen und den Kranken überfordern. Vor dem Besuch sollte man sich mit dem Betroffenen und untereinander absprechen, damit nicht alle zugleich kommen. Ratsam ist, dass bereits zu Hause überlegt wird, wie man dem Erkrankten im Rahmen der eigenen Möglichkeiten helfen kann und ob man die Kraft hat, zu trösten oder Mut zu machen. Gut ist es, den Kranken vorab zu fragen, was er sich wünscht, das man ihm mitbringen könne: Blumen, Obst, Getränke oder einige private Dinge.

Es kann auch vorkommen, dass der Betroffene überhaupt keine Wünsche äußert und sagt: »Ich brauche nichts und niemanden.« Ich habe Angehörige kennengelernt, die mich verzweifelt gefragt haben, was sie tun sollen, weil sie das Gefühl hatten, dem Kranken in keiner Weise irgendetwas Gutes tun zu können. Vielleicht genügt es erst einmal, Zeit für ihn mitzubringen, sich in seine Welt einzufühlen, ihm zuzuhören, Achtung und Fürsorge entgegenzubringen – es bedarf nicht immer vieler Worte.

Auch kann es sein, dass der Erkrankte sich durch die Operation entstellt und minderwertig fühlt, wie es häufig bei Kehlkopf-, Darm-, Brust- oder Hodenkrebspatienten geschieht, da der Eingriff das körperliche Erscheinungsbild erheblich verändert hat. Der Verlust der Brust oder des Hodens, ein künstlicher Darmausgang oder eine Luftröhrenkanüle löst bei vielen Patienten eine tiefe seelische Krise aus, weil sie sich selbst abwerten, sich nicht mehr liebenswert oder sexuell attraktiv finden. Viele befürchten zudem, dass der Partner sie möglicherweise zurückweist, verstößt, ja vielleicht sogar verlässt. Damit sie sich nicht völlig zurückziehen und in ihre eigene Welt verkriechen, hilft meist nur ein ehrliches, klärendes Gespräch. Der Partner einer an Brustkrebs erkrankten Frau kann dieses Thema zunächst vorsichtig ansprechen, indem er ihr zu verstehen gibt, dass sie auch ohne Brust ein genauso wertvoller Mensch ist wie zuvor. Er sollte das betonen, was geblieben ist, die innere Schönheit, ihr Charakter, ihr Humor, ihre Klugheit und Wärme, all die Dinge, die er an ihr mag und liebt. Viele Kranke sehen nur noch den Verlust und nicht mehr die ihnen gebliebenen Schätze, die unvergleichlich wertvoller und unzerstörbar sind. Ich muss zugeben, dass es in unserer extrem auf Äußerlichkeiten ausgerichteten Gesellschaft, die uns von klein auf entsprechend impft, nicht einfach ist, diese barmherzigere Sicht der Dinge zu bewahren oder, wenn bereits verloren, erneut zu entdecken. Denn wir handeln fast so, als würden wir mehrere hundert Jahre alt werden und müssten deswegen jeglichen Alterungsprozess schon in jungen Jahren durch Cremes oder sogar Schönheitsoperationen aufhalten. Milliarden fließen jährlich in die Kassen der Kosmetikfirmen und Schönheitschirurgen. Das ist ein riesiger Markt, und natürlich werden wir von seinen Betreibern verführt und geführt, auf dass er weiterhin blühe. Heutzutage legen sich bereits junge Mädchen für einen schöneren Busen unter das Messer. Ewige Schönheit bis ins Grab? Wie Schuppen fiel es mir von den Augen, als ich mich von heute auf morgen von dem verabschieden musste, was ich vorher so sehr gepflegt hatte, meine Brüste und Haare: Wir sind doch hoffentlich nicht nur unseres Körpers wegen liebenswert?!

Oftmals erzählen mir Krebspatienten, dass sie während des gesamten Krankenhausaufenthaltes das quälende Gefühl nicht loswerden konnten, ihre Angehörigen wüssten mehr über die Krankheit als sie selbst. Auch mir kam ja an jenem Sonntagmorgen, als alle in Tränen aufgelöst um mein Bett herumstanden, dieser Gedanke: Steht es schlimmer um mich, als ich denke? Manchmal erzählen Ärzte den Angehörigen mehr als dem Patienten. Hier kommt es ganz auf den Patienten an, wie viel man ihm sagen kann und was besser nicht. Folgende Fragen können für die Angehörigen hilfreich sein: Was ist er für ein Mensch? Kann er die volle Wahrheit vertragen? Ist er ein aktiver Typ, der in Krisen nach Lösungen sucht, oder eher passiv und zu depressiven Stimmungen neigend? In welcher körperlichen Verfassung befindet er sich gerade? Ist er noch durch die Operationen geschwächt? Wie ist es um seine psychische Verfassung, seine Stimmung bestellt?

Verschweigen Angehörige düstere Aussagen von Ärzten, versuchen aber krampfhaft, eine optimistische, heitere Stimmung zu verbreiten, obwohl ihnen eigentlich zum Weinen zumute ist, spürt dies in den meisten Fällen der Erkrankte. In der Regel hat er nämlich sehr feine Antennen für Unausgesprochenes, deutet Gesten und legt das Gesagte mehrfach auf die Waagschale. Solche Scheinheiterkeit kann sogar die Ängste des Erkrankten erst recht schüren, und möglicherweise verfällt er deshalb in Resignation. Besser ist es, die Familie redet offen, aber behutsam mit ihm über die Krankheit. Dies darf allerdings auf keinen Fall zur Folge haben, dass man ihm dadurch jegliche Hoffnung nimmt.

Ob es sinnvoll ist, einem Patienten, der bereits sehr schwer krank ist und unter Morphium steht, die volle Wahrheit zu sagen, wage ich zu bezweifeln. Brutale Ehrlichkeit ist für mein Empfinden nicht angebracht.

Wann ist überhaupt der richtige Zeitpunkt, über den Tod zu reden? Ich glaube, dass dies grundsätzlich der Erkrankte entscheiden soll. Wenn er bis zum letzten Atemzug seinen möglichen baldigen Tod nicht wahrnehmen möchte und ihn verleugnet, so ist dies seine Entscheidung, die auf jeden Fall zu respektieren ist. Nicht jeder hat das Verlangen, sich ganz bewusst von dieser Welt zu verabschieden. Doch in den meisten Fällen ist es ja für den Erkrankten qualvoll umgekehrt: Er möchte mit seinen Angehörigen über das Sterben reden, wird aber von ihnen abgeblockt, weil sie den möglichen Tod selbst nicht wahrhaben wollen.

Letztendlich kommt es immer wieder darauf an, zu erkennen, was dem Erkrankten gerade guttun würde, was er sich wünscht: ob Ruhe, Zuspruch, bloße Anwesenheit seiner Familie und Liebe, Fürsorglichkeit oder Ablenkung. So können viele Fehler vermieden werden und sich alle wohler in ihrer Haut fühlen. Dieses Bemühen, sich in die Welt des Kranken einzufinden, ermöglicht ihm, dass er wieder an Stärke gewinnt, das Gespräch aufnimmt und über seine Sorgen zu erzählen beginnt. Wenn der Patient das Gefühl hat, verstanden zu werden und nicht allein zu sein, kann es ihm Wohlbefinden und Erleichterung schenken.

Lebensqualität im Krankenhaus

Durch die zwei Brustamputationen lag ich insgesamt vier Wochen auf der Akutstation der Klinik. Zeit genug, um mich in den Klinikalltag einleben zu können. Zunächst war es ungewohnt, dass mein Tagesablauf und -inhalt ganz und gar von anderen bestimmt wurde. Viel zu früh wurde ich morgens aufgeweckt, immer war ich noch todmüde. Frühstück gab es zu spät, Mittag- und Abendessen um Stunden zu früh, die Privatsphäre war eingeschränkt, meine Bewegungsfreiheit ebenfalls; mich versorgten völlig fremde Menschen, die mir vertraute Familie musste ich entbehren. Doch ich lernte schnell, was ich selbst tun konnte, um unter diesen Bedingungen nicht leiden zu müssen. Für Carmen schrieb ich eine Einkaufsliste für Nahrungsmittel, und allmählich füllten Müsliriegel, Schokolade, Kekse, Marmelade, Nutella, rote Säfte und Obst meinen Nachtschrank, so dass fortan mein Magen in den langen Essenspausen nicht mehr knurren musste. Zusätzlich verwöhnte mich Carmen fast jeden Tag mit einer kulinarischen Kleinigkeit, die sie mitbrachte: luftgetrocknetem Schinken oder Ziegenkäse als zusätzlichem Brotbelag, selbstgemachten Salaten, Eis oder Kuchen für zwischendurch. Ich wollte und durfte kein weiteres Gewicht verlieren, denn zu der Zeit wog ich nur noch vierzig Kilo; da war zusätzliche Kost schon unentbehrlich geworden, die ich dann aber auch so richtig genießen konnte. Manchmal aß ich mitten in der Nacht Pralinen oder Kekse und stellte fest, dass im Dunkeln und in der Stille alles ganz anders schmeckte. Und wenn morgens um sieben der Magen knurrte, fischte ich schon mal etwas Leckeres aus dem Nachtschrank. So konnte ich die Zeit bis zum Frühstück, das manchmal erst sehr spät ausgeteilt wurde, ohne quälenden Hunger gut überbrücken.

Bald wünschte ich regelmäßige Besuche und bat diejenigen darum, die ich gerne bei mir haben wollte. Ich ließ mir einige persönliche Dinge wie meinen großen Trinkbecher, eine wohlduftende Körperlotion sowie wärmende Bettsocken von zu Hause mitbringen und richtete mich fast ein wenig häuslich ein. Mein Bett stand direkt an einem großen Fenster, das mir vom achten Stockwerk aus einen sehr schönen und weiten Ausblick über einen Wald schenkte, der bereits den nahenden Frühling ankündigte. Sobald es mir besser ging und alle Drainageschläuche gezogen waren, büchste ich mit meinen Besuchern aus, und wir gingen in den besagten Wald. Während dieser Ausflüge konnte ich mich gar nicht an der Natur sattsehen. Meine Lungen füllte ich bewusst mit ihren frischen Düften, und jedes Mal, wenn ich danach wieder zurück im Zimmer war, hatte ich das Gefühl, reich beschenkt worden zu sein. Das Reißausnehmen dehnte ich jedes Mal ein bisschen mehr aus und merkte rasch, dass es meiner Seele und meinem Körper guttat. Aus versicherungstechnischen Gründen war es eigentlich verboten, die Klinik zu verlassen – aber ich musste es trotzdem tun, für mich, in diesem Augenblick, den ich gerade lebte. Wohl meldete ich mich, bevor ich ging, für diese längeren Spaziergänge auf dem Gelände bei den Schwestern ab. Sie wussten alle Bescheid, aber wir sprachen nicht darüber, sie hatten nichts gesehen und ich nichts gesagt. Gern erinnere ich mich an die vielen Abende zurück, die ich bei Carmen zu Hause verbracht habe. Wir haben zusammen gegessen, manchmal auch ein Glas Wein getrunken, viel über alte Zeiten geredet, geweint, uns getröstet und wieder Mut gemacht, dass ich es schaffen kann. Rechtzeitig, bevor die Türen geschlossen wurden, kam ich zur Klinik zurück.

Als mich meine Schwester und ihr Mann besuchten, fragte ich meinen Schwager, ob er mir Kassetten mit Musik aufnehmen würde. Zahlreiche Untersuchungen standen nämlich an, Knochenszintigraphie, Ultraschall, Röntgen der Lunge usw., und ich hatte mir vorgenommen, die jeweiligen Wartezeiten in Gängen und Warteräumen mit Büchern oder Musik über den Walkman zu füllen, um meiner schrecklich großen Angst vor den möglichen schlechten Ergebnissen entgegenzuwirken. Viele meiner Lieben hatten mir angeboten, mich zu begleiten, aber ich wollte lieber allein durch den Check-up, was die Ärzte »staging« nennen. Ich musste mit meiner inneren aufgewühlten Welt erst einmal selbst fertig werden und hatte das tiefe Bedürfnis, Ruhe zu finden. Auf keinen Fall wollte ich Ängste oder Hysterie von Mitgliedern meiner Familie auffangen müssen. Grundsätzlich bin ich aber der Meinung, dass es äußerst hilfreich und wichtig sein kann, wenn ein guter Freund oder jemand aus der Familie den Erkrankten zu den Untersuchungen begleitet. Auch hier sollte der Kranke entscheiden, was er lieber möchte.

Ich habe während des stationären Aufenthaltes viel menschliche Anteilnahme vom helfenden Personal erfahren. Dadurch fühlte ich mich nicht wie irgendeine Nummer, sondern immer individuell betreut. Ich denke da noch an die einfühlsame, menschliche Art des Stationsarztes. Eines Tages kam er außerhalb der sonst üblichen Visitenzeit in mein Zimmer, setzte sich zu mir aufs Bett, nahm meine Hand und sagte: »Ich war bei der Operation mit dabei. Sie haben so sehr geblutet. Ich habe immer wieder Ihre Wange gestreichelt, mit Ihnen gesprochen und gewünscht, die Blutung möge doch aufhören.« Das hatte mir so gutgetan, es war einfach sehr tröstlich, diese menschliche Anteilnahme zu erfahren. Ich erinnere mich ebenso gut an jenen Mittag, als ich mit meinem Walkman in Begleitung von Kenny G. und seinem Stück »The Moment« auf einem Tisch lag, der mich Millimeter um Millimeter durch das Aufnahmegerät schob, wobei ich ganz ruhig blieb. Eine junge, sehr nette Radiologin war bei mir und versprach am Ende der Untersuchung, so schnell wie möglich das Ergebnis an die Ärzte auf der Station weiterzugeben. Als ich sie, im Gehen begriffen, noch fragte, ob ich sehr bald sterben müsste, sollten in meinen Knochen bereits Metastasen sein, erzählte sie mir von ihrer Schwester, die mit einem Knochenrezidiv sogar Tennis spielte. Jetzt blieb ich stehen, spürte dieses unbeschreiblich schöne Gefühl der Hoffnung, das sich überall in meinem Körper ausbreitete, wollte mehr davon hören und stellte noch viele Fragen, die sie mir dann alle sehr gefühl- und liebevoll beantwortete. Diese Radiologin war in der Lage gewesen, mich schon im Vorfeld zu beruhigen. Selbst wenn ich Metastasen haben sollte, würde die Welt nicht einstürzen, gäbe es Hoffnung, sagte sie. Natürlich hätte sie mir auch den bei den meisten Medizinern üblichen Standardsatz an den Kopf werfen können: »Was nützt Ihnen jetzt eine Antwort, wenn wir doch noch gar nicht das Ergebnis haben? Das wäre rein hypothetisch.«

Niemals werde ich solche Ärztinnen und Ärzte wie auch Krankenschwestern, Pfleger und Physiotherapeuten vergessen, die mir Hoffnung geschenkt und Mut gemacht haben. Als meine Physiotherapeutin das erste Mal, zwei Tage nach der ersten Brustoperation, für die Krankengymnastik zu mir kam und ich sie weinend fragte, ob sie Frauen mit einer ähnlich schlechten Prognose bereits behandelt hätte, die aber heute noch leben würden, fing sie an zu erzählen: »Ich hatte eine Lehrerin, der man wegen eines riesigen Melanoms unter ihrem Fuß kaum noch eine Überlebenschance einräumte. Sie lag im Krankenhaus und wollte eine Woche lang keinen Menschen sehen, einfach niemanden. Sie besann sich nur auf sich selbst und suchte absolute Ruhe. Wie durch ein Wunder verschwand von heute auf morgen das Melanom, und noch heute, Jahre später, geht es ihr gut, vom Melanom keine Spur mehr.« Mir liefen die Tränen. Jedes Mal, wenn diese Therapeutin für Krankengymnastik zu mir ins Zimmer kam, bat ich sie, mir noch einmal die Geschichte zu erzählen.

Ja, es gibt Spontanheilungen. Sie kommen sehr selten vor, aber mittlerweile kenne ich persönlich Menschen, bei denen sie eingetreten sind. Gerade bei dem schwarzen Hautkrebs, dem Melanom, sind spontane Remissionen, auch Selbstheilungen genannt, zu beobachten. Als würde das Immunsystem plötzlich von alleine begreifen, dass es falsch läuft, und wieder auf normale Funktion umschalten. Aber auch bei anderen Krebsarten beobachtet man solche Selbstheilungen, die überhaupt noch nicht erforscht sind, vielleicht auch deswegen nicht, weil sie die Ausnahmen bilden. Bernie Siegel schreibt in seinem Buch »Prognose Hoffnung«, dass derjenige, der nicht an sie glaubt, kein Realist ist.

Ebenso sehr sind mir die Erzählungen von einigen Krankenschwestern in Erinnerung. Erzählungen über Patientinnen, die eine ähnlich schlechte Ausgangsprognose hatten wie ich und noch immer leben. Diesen Menschen bin ich heute noch von ganzem Herzen für die Hoffnung dankbar, die sie mir geschenkt haben. Einem Patienten Hoffnung zu geben, ist niemals falsch, niemals umsonst. Ohne Hoffnung und Mut ist Leben unerträglich, da kann ich mir gleich morgens die Bettdecke über den Kopf ziehen, stehe am besten gar nicht mehr auf und warte auf den Tod. Und natürlich freue ich mich dann auch nicht mehr über ein Glas Nutella im Nachtschrank oder über das Gramm, das ich zunehme, ich brauche auch keine weitere Behandlung mehr, weder Strahlen- noch Chemotherapie! Ohne Hoffnung und Mut gibt es keine Lebensqualität, scheint alles sinnlos, entschließe ich mich eigentlich zu sterben. Dem Chefarzt hat es zwar manchmal ein wenig an mutmachenden Worten gefehlt, doch ich hatte ihm schließlich vorgeschrieben, dass er nicht mehr mein Zimmer betreten dürfe, sollte er mir meine Zuversicht zerstören, was er dann auch nicht mehr tat.

Es sind gerade die Ärzte, die es so sehr fürchten, dem Patienten möglicherweise falsche Hoffnungen zu machen, vor allem dann, wenn dieser ihnen mit einer schlechten Prognose und angsterfüllt die Frage stellt: »Wie viel Zeit bleibt mir noch?« Oder wenn der Patient all seine Hoffnung auf die Heilkräfte des Arztes projiziert und sagt: »Sie machen mich schon gesund.« Es ist für Mediziner durchaus eine schwierige Situation, wenn wir ihnen hoffnungsvolle Worte abverlangen, sie in die Rolle des allmächtigen Heilers drängen möchten, obwohl sie nicht über die Wunderwaffe gegen Krebs verfügen. Ärzte sagten mir, dass sie dem Erkrankten wie auch seinen Angehörigen gegenüber verpflichtet seien, ehrlich über die Prognose (Prognosen beruhen letztendlich aber auf Statistiken! Siehe vorheriges Kapitel) Auskunft zu geben, damit der Erkrankte gegebenenfalls noch seine ihm wichtigen Angelegenheiten rechtzeitig regeln und auch die Familie sich darauf einstellen kann. Natürlich sollte die Diagnose ehrlich übermittelt werden, aber die Wahrheit lässt sich eben auch mit Hoffnung verbinden. Es mag sicher sinnvoll sein, dass wir uns Gedanken über die Versorgung unserer Kinder, über den Nachlass, über das Haustier machen, wenn wir lebensbedrohlich erkranken, dennoch brauchen wir Hoffnung. Hoffnung für den Augenblick, der unser Morgen mitbestimmt. Und ich denke, dass wir den Moment, in dem wir nicht mehr hoffen mögen, selbst bestimmen sollten.

Ich möchte an dieser Stelle besonders betonen, dass der Erkrankte in der Regel nicht an seinem Primärtumor stirbt, sondern an den Metastasen (Tochtergeschwülste), die sich bilden können. Aber auch mit Metastasen, ähnlich wie bei anderen chronischen Erkrankungen, ist ein langes Leben möglich, nicht selten mit guter Lebensqualität. Folglich ist das Problem der Hoffnungslosigkeit bei Krebs eher ein psychologisches. Krebs macht Angst, auch den Medizinern, gerade weil die Erkrankung noch nicht bis in die Wurzeln erforscht ist. Und leider haben viele Ärzte nicht gelernt, wie sie ein Gespräch mit einem Patienten führen sollen, das über die reine Information hinausgeht. Weder darüber, wie man Hoffnung und Mut bei Krankheit vermittelt, noch wie sie dem Patienten durch Aktivierung der Selbstheilungskräfte dazu verhelfen können, Eigenverantwortung für den Heilungsprozess zu übernehmen. Daher entsteht in uns Patienten ja auch so häufig der Eindruck, dass nicht wir als ganzer Mensch behandelt werden, sondern nur die Symptome der spezifischen Krankheit und getrennt davon die Organe, die Einzelteile wie Leber, Niere, Brust, Lunge, Galle usw.

Im Fokussieren auf die Einzelteile liegt auch der Ursprung der nicht immer, aber doch häufig fehlenden menschlichen Kommunikation zwischen Arzt und Patient.

Das Wohlbefinden des Patienten ist vor allem während des Klinikaufenthaltes ganz besonders von der auf der Station herrschenden Grundstimmung, ihrer Atmosphäre, der Laune und Güte der behandelnden Ärzte, des Pflegepersonals und der Physiotherapeuten abhängig. In meiner aufgrund der Krebserkrankung nachfolgenden mehrjährigen Laufbahn als Patientin verschiedener Krankenhausbetriebe habe ich leider häufig auch unmenschliches Verhalten vom Personal erlebt und mit ansehen müssen, wie Patienten, ich möchte fast sagen, grausam – weil erniedrigend – behandelt worden sind.

Auch wenn es dem gesamten Personal heutzutage oftmals an Zeit fehlt und es besonders belastend sein kann, Krebspatienten zu behandeln, so ist ihm dennoch nicht und niemals erlaubt, einen Patienten abweisend, ohne Fürsorge und Achtung zu behandeln. Nicht selten hatte ich mir im Krankenhaus liegend gewünscht, den Luxus des Stresses der Schwestern und Pfleger leben zu können, dann, wenn ich ihren Stress zu spüren bekam, sie hektisch und missmutig die Betten aufschüttelten, mit voller Wucht das Essenstablett auf meinen Betttisch knallten und dabei der Kaffee überschwappte oder mir unsanft die Bettpfanne unter den Po schoben, weil ich so häufig Wasser lassen musste. Manchmal fragte ich mich, ob sie denn überhaupt um ihren Luxus wussten, den Luxus, ihren Beruf ausüben zu können, den Luxus, gesund zu sein. Früher hatte ich mein Mitgefühl dem Personal ausgedrückt und gesagt, wie leid es mir täte, dass sie so viel arbeiten müssten. Heute bin ich wütend, wenn mich gestresste Helfer oder Mediziner schlecht behandeln. Ich empfinde es als Dreistigkeit, ja als schamlos dem Patienten gegenüber. Hätte ich in meinem Job – und da gab es auch häufig Stress – jemals einem Kunden schlechte Laune oder Missmut entgegengebracht, hätte ich sicherlich den einen oder anderen Auftrag riskiert. Obwohl ich um die Schwierigkeiten in unserem Gesundheitssystem, die überlasteten Ärzte und Schwestern in unseren Kliniken, die manchmal kaum noch ein normales Familienleben führen können und denen man als Patient manchmal schon fast das eigene Bett zum Ausruhen anbieten möchte, weiß, übe ich diese Kritik. Der Patient kann nämlich nichts für die ganze Misere, und er ist der Allerärmste der Beteiligten, weil er diesen ungenügenden Zustand auch noch ausbaden muss. Lebensqualität im Krankenhaus hängt auch in hohem Maße von dem menschlichen und fürsorglichen Verhalten der Schwestern und Ärzte ab, und Lebensqualität trägt zur Heilung bei.

Ich habe Chefärzte – es waren allerdings immer die älteren Herren – erlebt, die bei der Visite den Patienten wie ein kleines Kind behandelten oder gar eigene Kollegen vor allen anderen niedermachten und sich wahrhaftig wie der Herrgott in Weiß aufführten. Ist es Eitelkeit, Selbstgefälligkeit, das Bedürfnis nach Beifall oder alles zusammen, was ein derartiges Verhalten bestimmt? Einmal gab mir ein solcher Professor vor versammelter Mannschaft auf meine Frage, wie lange die Operation wohl dauern würde, die Antwort: »So lange, bis ich fertig bin.« Er drehte sich sodann auf dem Absatz um und ging. Ich war sprachlos, erwiderte nichts und ließ ihn aus dem Zimmer gehen. Im Nachhinein ärgerte ich mich wahnsinnig über diese Unverschämtheit. Meinen Kindern würde ich vielleicht eine ähnliche Antwort geben, fragten sie mich, wie lange sie auf die Pfannkuchen warten müssten. Dieser Chefarzt hatte wohl überhaupt keine Lust gehabt, sich mit meinen Ängsten auseinanderzusetzen. Mehr noch, sein ignorantes, arrogantes Verhalten war eine bodenlose Frechheit und ein Zeichen dafür, dass er sich in einer Machtposition dem Patienten gegenüber glaubte. Welch eine Überheblichkeit, den Patienten vor einem operativen Eingriff mundtot machen zu wollen. Natürlich hatte ich es nicht gewagt, mich zu wehren, ihm meine Meinung so kurz vor der OP zu sagen. Schließlich würde er an meinem Körper herumschneiden. Mit möglichen Aggressionen mir gegenüber würde er vielleicht Fehler begehen, nicht so sorgfältig arbeiten oder mich nach der Operation nicht fürsorglich betreuen. Das sind übrigens Ängste, die viele Patienten miteinander teilen und deswegen lieber nichts sagen, sich nicht beklagen, und das kann weitere, neue Störfaktoren im Heilungsprozess herbeiführen. Wie kann ich dem Operateur meinen Körper anvertrauen, wenn dieser zuvor herablassend oder gar feindselig mit mir geredet oder sich nicht auf ein Gespräch eingelassen hat? Wie kann ich mich unter diesen Umständen seelisch auf die Operation vorbereiten und hoffen, sie möge gelingen? Dient der Besuch des Chirurgen und des Anästhesisten vor der Operation neben der Aufklärung nicht auch dazu, dass der Patient das Gefühl bekommt, in den besten Händen zu sein? Ergebnisse einer Untersuchung an der Harvard University, die Dr. Herbert Bensons in seinem Buch »The Mind/Body Effect« darlegt, zeigen, dass Patienten, die noch am Abend vor der Operation ein zuversichtliches, aufklärendes Gespräch durch einen fürsorglichen Anästhesisten erhalten haben, im Vergleich zu der Gruppe von Patienten, denen diese Behandlung nicht zuteilwurde, nur die Hälfte der Schmerzmittel benötigten und im Durchschnitt zweieinhalb Tage eher das Krankenhaus verlassen konnten als die Patienten der Kontrollgruppe.

Obwohl ich mich nicht getraut habe, dem Chefarzt meine Wut über sein Verhalten zu zeigen, glaube ich dennoch, dass es wichtig ist, sich zu wehren. Hilft ein klärendes Gespräch oder ein Hinweis darauf nicht, sollte man darüber nachdenken, die Klinik zu verlassen, wenn es der Gesundheitszustand erlaubt. Auf jeden Fall sollte man sich beschweren. Hierfür liegen Formulare oder Fragebogen auf den Stationen aus, die in der heutigen Zeit des intensiven Wettbewerbs zwischen Kliniken um »Kunden« gelesen und bearbeitet werden müssen! Wenn niemand etwas sagt, wird sich nichts ändern. Auch die Angehörigen können diesen Part übernehmen, sollte sich der Erkrankte zu schwach fühlen oder sich nicht trauen.

Ich kann mich daran erinnern, wie eindeutig Jo einmal einem Arzt, der im Glauben war, dass meine Schmerzreaktion übertrieben sei, seine Meinung gesagt und damit das Problem aus dem Weg geräumt hat.

Ich möchte beileibe nicht sämtliche Krankenhäuser schlechtmachen und mit einer Negativbewertung alle in einen Topf werfen. Das wäre ungerecht solchen gegenüber, die gut strukturiert sind und ihr Personal bestens geschult haben, wie ich es auch erfahren durfte. An dem Ruf einer Fachabteilung, darunter fällt natürlich auch die fürsorgliche Behandlung am Patienten, ist der jeweilige Chefarzt maßgeblich beteiligt. Eine Station – medizinisch, menschlich wie optisch – ist in der Regel das Spiegelbild seines Charakters.

Angehörigen und Freunden möchte ich ans Herz legen, den Erkrankten unbedingt mit zu betreuen, wenn er in der Klinik liegt. Alte und schwerkranke Menschen sind ganz besonders auf ihre Hilfe angewiesen. Für sie ist es fast überlebensnotwendig, vor allem dann, wenn sie gefüttert werden müssen oder jemanden brauchen, der ihnen beim Aufstehen hilft, um ein paar Schritte zu laufen. Sie sollten, mit Einverständnis der Ärzte, regelmäßig kleine Spaziergänge – und wenn zunächst auch nur im Zimmer – machen, damit sie keine Lungenentzündung bekommen und deswegen ihre Kräfte verlieren. Ich habe tatsächlich auch erlebt, dass Angehörige sich weigerten, dem Kranken beim Essen zu helfen, weil sie dies als Aufgabe des Klinikpersonals betrachteten und demonstrativ trotzig und entrüstet zuschauten, wie das Essenstablett unangetastet wieder abgeholt wurde. Pech für den Kranken? Das kann man wohl sagen! Angehörige sollten aber eigentlich wissen, dass ein Krankenhaus keine Fünf-Sterne-Kur oder ein Pflegehotel ist!

Wenn die Familie zusätzlich helfen kann, den manchmal anstrengenden und zugleich einsamen Tagesablauf zu erleichtern, dann sollte sie es tun. Aus Liebe zu dem Kranken. Ich kenne Partner von Patienten, die sich an jenen Tagen freigenommen haben, an denen große Untersuchungen anstanden, um ihn zu begleiten. Denn es kann sein, dass der Patient hierfür in eine ganz andere Klinik transportiert werden muss oder in ein anderes Gebäude auf dem Gelände. Häufig wird er sehr früh abgeholt, manchmal hat er dann noch nichts im Magen, manchmal muss er über Stunden auf dem Gang warten, wenn er Pech hat, liegt er gar im Durchzug, alleine – stundenlang –, und kommt dann erschöpft nach einer langen Reise irgendwann wieder in seinem Zimmer an. Der Partner kann dem vorbeugen, schon von zu Hause eine Kleinigkeit zu essen und zu trinken mitbringen, vielleicht auch einen wärmenden Schal und Bettsocken. Wie oft hatte ich, unterwegs zu Untersuchungen, gelitten! Dass ich fror und mich vielleicht erkältete, hatte niemanden interessiert, auch nicht, dass ich nichts zu essen bekam, weil ich immer schon vor dem Frühstück abgeholt wurde und auch deswegen bald die vierzig Kilo unterschritt. Mittlerweile bin ich schlau geworden und vermeide, wenn mir im Krankenhaus größere Untersuchungen wie Computer-, Kernspintomographie oder ähnlich aufwendige diagnostische Verfahren bevorstehen, diese Nebenwirkungen. Ich bin gut gerüstet mit einem von meiner Familie mitgebrachten Futterpaket und einem Getränk gegen Hunger und Durst, einem Schal und Bettsocken gegen Kälte und einem Buch und Walkman gegen Langeweile, wenn die lange Reise für eine größere Untersuchung beginnt.

Bei allem Bemühen um den Patienten ist aber niemals zu vergessen, ihm stets Achtung entgegenzubringen und ihn würdevoll zu behandeln. Seine Sorge um ihn darf nicht besitzergreifend sein. Der Patient muss die Zügel – wenn er dazu in der Lage ist – selbst in der Hand haben. Er braucht seinen eigenen Raum für Entscheidungen und Selbständigkeit. Er soll bestimmen dürfen, wann er welchen Besuch wünscht, über was er reden, was und wann er essen möchte. Ich habe Angehörige erlebt, die den Kranken fast zwanghaft überwacht haben, jedes Wort von ihm auf die Goldwaage legten, jede Geste psychologisch deuteten und dann auf ihn einredeten; ihn wie ein Baby behandelten, sogar fütterten, obwohl ihm überhaupt nicht nach Essen zumute war und er eigentlich selbst den Löffel hal-

ten konnte. Eine Bettnachbarin von mir musste sich übergeben, nicht wegen ihrer Chemotherapie, sondern weil sie zum
Essen gezwungen worden war. Sobald Angehörige die Retter-
rolle übernehmen, läuft meistens vieles schief. Wir können
nicht retten, sondern nur helfen! Ich weiß, wie schwierig es ist,
den goldenen Mittelweg zu finden. Jeder ist anders, es gibt so
viele Gefühlswelten wie wohl Menschen auf dieser Erde. Aber
vielleicht finden wir die Lösung, wenn wir all unsere Sinne öffnen und uns von Herzen fragen, was sich der Erkrankte wohl
jetzt gerade wünscht, was er in diesem Augenblick braucht.

Wenn sich die Familie körperlich und seelisch überfordert fühlt

Eines Nachmittags, wenige Tage bevor ich in das Tumorzentrum verlegt werden sollte, bekam ich unerwarteten Besuch.
Ich hörte tapsende Schritte und laute Kinderstimmen auf dem
Gang: »Hier liegt sie, oder?« Das war doch Lionel! Sind das
nicht meine drei?, schoss es mir durch den Kopf.

»Woooo?« Das Stimmchen von Sebastian? Aber die wollten
doch erst morgen aus dem Sauerland zurückkommen, wun-
derte ich mich.

»Na da, kannsenich lesen? Zimmer acht!«

Sie sind es! Mein Herz begann zu hüpfen, ich wollte gerade aus meinem Bett springen und rufen: »Ja, hier bin ich!«,
da flog auch schon die Zimmertür auf, und eine putzmuntere,
gestiefelte Rasselbande in dicken Anoraks und roten Pudel-
mützen stürmte ins Zimmer. »Mama!, Mama!, Mami!« Im hohen Bogen flogen die Stiefel zu Boden, und binnen Sekunden

waren drei Kinder in meinem Bett. »Mama, wir sind Schlitten gefahren«, rief Sebastian, so laut, als wäre ich meilenweit von ihm entfernt. »Und Opa hat mit uns einen riesigen Schneemann gebaut«, fügte Lionel hinzu. »Und da hat es ganz viel geschneet«, meinte Charlotte, gerade als auch meine Eltern zur Türe hereinkamen. »Was, schon im Bett?«, staunte meine Mutter, »so schnell hab ich euch ja noch nie Treppen hochlaufen sehen.« Küsschen und immer wieder Küsschen, Umarmungen, und jeder wollte erzählen. Sie dufteten so herrlich nach frischer Luft, meine Kleinen, als hätten sie wirklich ein bisschen Winter aus dem Sauerland mitgebracht. Ihre Bäckchen waren strahlend rot, ihre Augen glänzten. Sie waren so natürlich ausgelassen wie immer, jeder wollte an meiner Seite liegen, Wange an Wange, und deswegen kam es fast zum Streit. Plötzlich ließ sich Charlotte ihrer ganzen Länge nach auf meinen Bauch fallen. Durch den Druck meldeten sich sofort die schmerzenden Operationsnarben, und gleichzeitig dachte ich: »O Gott, gleich spüren sie, dass ich keine Brüste mehr habe.« Auf keinen Fall wollte ich ihnen jetzt viel erklären müssen. Das sollte am besten zu Hause, in aller Ruhe, geschehen. »Lasst uns doch in die Spielecke auf dem Gang gehen, da haben wir viel mehr Platz«, rief ich fast in Panik, und ohne ein weiteres Wort von mir rannten die Kleinen auf Socken hinaus in Richtung Aufenthaltsraum. Jetzt erst kam ich dazu, meine Eltern zu begrüßen. Mir war, als wären mehrere Ewigkeiten vergangen, seit ich sie zuletzt gesehen hatte. Wie merkwürdig sich Leben plötzlich wieder anfühlte. Tränen meldeten sich, und angestrengt hielt ich sie zurück, denn ich wollte jetzt noch nicht weinen, nicht vor den Kindern. Sie ahnten nichts und dachten, ich wäre erneut wegen Hüftbeschwerden in Behandlung. Auch meine

Eltern wollten ihre Traurigkeit verbergen und weinten nicht, aber ihre Augen verrieten es, mehr noch ihr Gesichtsausdruck. Aus ihren Gebärden und ihrer Haltung sprachen ganze Bände von bodenlosem Entsetzen, von durchweinten, schlaflosen Nächten und physischer und psychischer Erschöpfung. Noch nie zuvor hatte ich meine Eltern derart niedergeschlagen gesehen. Sie schienen am Ende ihrer Kräfte.

Langsam folgten wir den Kindern zur Spielecke. Wir unterhielten uns leise, und um Fassung ringend, erzählte ich ihnen, dass es mir trotz der Operationen relativ gut ginge und ich ziemlich zuversichtlich sei. Wir setzten uns und beobachteten, während wir uns unterhielten, die Kinder, die ausgelassen in einer bunt bemalten Spielecke mit Holzklötzchen und Autos spielten. »Sie wissen von nichts«, sagte meine Mutter mit heiserer Stimme. »Die Kinder hatten schöne Ferien«, ergänzte mein Vater und fragte dann, was im weiteren Verlauf auf mich zukommen würde. Als ich ihnen erzählte, dass ich in ein paar Tagen in das Tumorzentrum für eine Hochdosischemotherapie verlegt werden würde, spürte ich, dass es nicht der richtige Zeitpunkt war, über die Einzelheiten und das Ausmaß der Weiterbehandlung zu sprechen. Wir fühlten uns durch die Anwesenheit der Kinder zu sehr gehemmt. Mein Vater sagte, dass die Kinder so schnell wie möglich zu Jo nach Hause sollten, denn meine Mutter und er bräuchten dringend Erholung. Meine Mutter hatte keine einzige Nacht mehr durchgeschlafen. Die drei Wochen im Sauerland seien wohl die beste Lösung für die Kinder, für sie selbst jedoch sehr anstrengend gewesen. Ich versprach, noch am gleichen Abend mit Jo zu sprechen und dass wir uns sofort um eine Kinderbetreuerin bemühen würden. Bald kam Charlotte und wollte auf meinen Schoß. »Mama, ich hab Durst!«, jammerte sie. Das hatten auch die Jungen gehört, und plötzlich wollten alle etwas zu trinken haben. Mir wurde schwindelig, ich war dieses Lärmen und hektische Treiben nach wochenlanger Stille und Ruhe überhaupt nicht mehr gewöhnt. Meine Mutter rief zum Aufbruch und sagte zu meinem Vater, dass ich schnell wieder ins Bett müsse, da ich plötzlich kreidebleich geworden war. »Nach Hause?«, schnappten meine drei auf. »Ach nein, wir wollen aber nicht nach Hause, wir wollen hier bei Mama etwas trinken!« – »Genau, wir bleiben hier!«

Charlotte umschlang mich, so fest sie konnte, Sebastian klammerte sich an mein Bein, und Lionel verdeckte mit meinen langen Haaren sein Gesicht. Wieder stauten sich meine Tränen und drohten, jeden Augenblick hervorzubrechen. Die Traurigkeit war schier unerträglich. Ich sah, wie meine Mutter sich einige Tränen wegwischte und mein Vater schluckte. Eine Schwester, Retterin in der Not, rief uns im Vorbeigehen zu, dass die Kinder gleich mit mir zu Abend essen könnten, denn heute seien viele Patienten entlassen worden und deshalb jede Menge Portionen übriggeblieben. Die Kinder jubelten und rannten sofort los, zurück in mein Zimmer.

Dort machten wir es uns nun so richtig gemütlich. Am Kopfende saß ich mit Charlotte an meiner Seite, und gegenüber am Fußende lagerten die beiden Jungen. Zwischen uns hatten wir den Betttisch vom Nachtschrank gezogen, und auf ihm lockte ein reichhaltiges Angebot unterschiedlicher Brotsorten, Butter, Wurst und Käse. Nachdem jeder seinen Riesendurst gestillt hatte, strich meine Mutter eine Schnitte Brot nach der anderen. Ich hatte ganz vergessen, welche Vielfraße meine drei waren, und wir mussten tatsächlich die nette Schwester um Nachschub bitten. Natürlich wurde auch mein Nachtschrank geplündert, Nutella, Marmelade, Kekse und Schokolade, alles wurde herausgekramt. Es war urgemütlich, und mir gelang es sogar für kurze Augenblicke, die Traurigkeit zu vergessen. Als alle nach diesem üppigen Mahl fast vor Erschöpfung einschliefen, riefen meine Eltern erneut zum Aufbruch. Meine drei waren so müde, dass keiner mehr beim Abschiednehmen jammerte oder weinte.

Von heute auf morgen drei sehr kleine Kinder im Schatten der Angst vor dem Verlauf meiner Erkrankung zu versorgen, war eine Höchstleistung von meinen Eltern. Sie waren ja auch nicht mehr die Allerjüngsten.

Nachdem alle gegangen waren, fühlte ich mich einsam. Ganz still war es im Zimmer. Die vielen von meiner Brut im Bett zurückgelassenen Brot- und Plätzchenkrümel piksten meine Haut, lösten meine Tränen, und ich begann hemmungslos zu weinen.

Das Telefon klingelte, Carmen war am Apparat. »Du weinst ja«, hörte sie gleich heraus. »Ich komm sofort vorbei – natürlich nur, wenn du das möchtest.«

Eine knappe halbe Stunde später war sie bei mir. Als sie mich in Tränen aufgelöst im Bett vorfand, umarmte sie mich und fing ebenfalls an zu weinen. Wir wiegten uns in den Armen und vergossen so viele Tränen, dass irgendwann die völlig durchnässten T-Shirts unangenehm kalt auf unserer Haut klebten; das brachte uns zum Lachen.

»Was ist los?«, fragte Carmen. Nun erst konnte ich die richtigen Worte für das eben erlebte Wiedersehen mit meinen Kindern und Eltern finden und dabei versuchen, die Fassung zu bewahren. Als ich ihr erzählte, wie gut meine Kinder aussahen und wie erschöpft hingegen meine Eltern und dass deshalb die drei so schnell wie möglich nach Hause zu Jo müssten, schlug

Carmen vor, dass wir eine Haushaltshilfe beantragen sollten. Denn während meines Krankenhausaufenthaltes und auch darüber hinaus hätte ich Anspruch auf diese Unterstützung. Meine Krankenkasse würde sich sogar um die Vermittlung einer geeigneten Person kümmern und einen Teil der Kosten übernehmen. Ich erinnerte mich, davon schon gehört zu haben, aber es wäre mir von alleine nicht mehr eingefallen. Am nächsten Morgen wollte ich mich sofort der Sache annehmen. Es musste etwas geschehen, meine Eltern brauchten eine Auszeit, und diese mögliche Lösung erleichterte mich.

»Wann willst du eigentlich den Kindern erzählen, was los ist?«, unterbrach Carmen völlig unerwartet meine Überlegungen.

Ich stutzte, weil sie so plötzlich mit der Frage herausplatzte. Natürlich hatte ich mir bereits darüber Gedanken gemacht, wann ich mit ihnen darüber reden würde. »Später, wenn ich wieder zu Hause bin. Dann werde ich ihnen alles erklären – ganz behutsam«, erwiderte ich.

Ich sah Carmen an, dass sie sich darüber Sorgen machte, aber ich versicherte ihr, dass der richtige Zeitpunkt jetzt einfach noch nicht gekommen sei, und sie bohrte dann auch nicht weiter.

Bis zum späten Abend blieb sie. Unser Gespräch wurde lockerer, und zum Schluss hatten wir Hunger und holten die von meinen Kindern übriggelassenen Leckereien aus dem Nachtschrank. Deftiges war noch genug vorhanden: luftgetrockneter Schinken, Oliven und Kräcker. Als ein junger Pfleger ins Zimmer kam und sich für die Nachtschicht vorstellte, war die Situation urkomisch – da saßen wir zwei in meinem Krankenbett, wie bei einem Picknick umringt von Papier und Essbarem, und aßen Oliven. Der Pfleger schaute sehr verdattert drein, und wir mussten uns schließlich den Bauch halten vor lauter Lachen.

Am nächsten Morgen telefonierte ich als Erstes mit einer Mitarbeiterin meiner Krankenkasse. Sie war sehr hilfsbereit, sagte finanzielle Unterstützung für eine Haushaltshilfe zu und versprach, mir die hierfür notwendigen Formulare zu schicken. Danach sprach ich mit Jo. Er wollte sich sofort darum kümmern, zumal er meinte, schon jemanden in Aussicht zu haben. Einige Stunden später rief er zurück. Irmchen, die nette Besitzerin des kleinen Kiosks am Ende unserer Straße, würde fortan jeden Tag in unser Haus kommen. Sie hatte ohnehin vorgehabt, ihren kleinen Laden zum Monatsende aufzugeben, und freute sich auf die neue Arbeit. In einer Woche könnte sie bereits bei uns anfangen. Ich wusste, dass meine Kinder glücklich darüber sein würden, denn wir alle mochten sie gern; bei ihr kauften wir morgens unsere Brötchen, manchmal Milch, Butter oder andere, beim Großeinkauf vergessene Lebensmittel. Und unsere Kinder durften sich ab und zu gemischte Tüten mit Lakritze und Gummibärchen bei ihr aussuchen.

Beruhigt darüber, dass die Kinder bald betreut und meine Eltern entlastet sein würden, ließ ich mich in meine Kissen fallen.

Für Familien mit Kindern ist es sehr wichtig, sich rechtzeitig, noch vor Beginn der Chemo- und/oder Strahlentherapie, um eine Haushaltshilfe oder Betreuerin für die Kinder zu kümmern. Die Aufgabe der Kinderbetreuung gänzlich in die Hand eines Familienangehörigen, wie zum Beispiel der Oma, zu geben, kann durch die häufig längere Behandlungszeit bei Krebs zur Überbelastung führen.

Wir hatten bald festgestellt, dass Irmchen unentbehrlich war. Sie holte unsere zwei Kleinen vom Kindergarten ab, erledigte die Einkäufe, kochte, betreute unseren Erstklässler Lionel bei den Hausaufgaben, spielte »Mensch ärgere Dich nicht« mit allen dreien und half mir bei der Hausarbeit, als ich wieder zu Hause war. Sie kam jeden Tag, und ich brauchte mir keine Sorgen zu machen, wenn ich für die Chemotherapie mehrere Tage in der Klinik bleiben und später dann täglich zur Bestrahlung fahren musste. Über Monate war Irmchen den ganzen Tag bei uns. Ich benötigte während der Behandlungszeit sehr viel Ruhe und hatte oft das Bedürfnis, mich zurückzuziehen, was mir durch sie ermöglicht wurde.

Nach einem Vortrag, den ich vor kurzem in einer Rehabilitationsklinik für krebskranke Eltern gehalten habe, diskutierten wir Betroffenen über die Notwendigkeit einer zusätzlichen Hilfskraft von außerhalb der Familie während der Behandlungszeit. Wir waren uns alle einig, dass Hilfe durch eine Kinderfrau unentbehrlich ist. Einige Mütter erzählten mir, dass sie durch einen Aushang am schwarzen Brett im Kindergarten oder in der Schule eine kompetente und kinderliebe Frau gefunden hatten. Andere fanden jemanden in ihrer Gemeinde, und einige hatten die Suche der Krankenkasse überlassen, die sich auf Antrag des Versicherten dann um Vermittlung einer geeigneten Hilfe für die Familie bemüht hatte.

Noch am selben Tag, als Irmchen zugesagt hatte, uns zu helfen, kam mein Vater nachmittags alleine zu mir ins Krankenhaus. Er war sehr blass und wirkte gebrochen. So hatte ich ihn noch nie zuvor gesehen. Und all das wegen mir, dachte ich. Am liebsten hätte ich laut losgeheult. Noch während wir uns umarmten, berichtete ich hastig, dass wir bereits eine Kinderfrau gefunden hätten und die Kinder bald nach Hause könnten. Mein Vater setzte sich zu mir ans Bett und meinte, dies sei eine Erleichterung für ihn und meine Mutter, da sie beide zurzeit keine Kraft mehr hätten. Dann erzählte er von ihren Ängsten, wie sehr sie um mein Leben fürchteten. »Deine Mutter ist schon richtig krank. Sie kann seit Wochen kein Auge mehr zumachen, und wenn sie denn mal schläft, wird sie von Albträumen gequält, aus denen sie laut aufschreiend erwacht. Ständig hat sie Magenschmerzen und Durchfall. Sie wird überhaupt nicht mit der Situation fertig. Mein Gott, Kind, du musst gesund werden, du musst gesund werden«, fügte er mit tränenerstickter Stimme hinzu. Es machte mich traurig, mit ansehen zu müssen, wie er mit seinen Gefühlen kämpfte. Also versuchte ich, ihm Mut zu machen, indem ich von meinen Büchern und meinen Strategien erzählte; wie ich selbst auch einen Teil dazu beitragen würde, um wieder gesund zu werden. Aber meinen Vater schien dies überhaupt nicht zu beruhigen, im Gegenteil, ich hatte das Gefühl, dass er immer trauriger wurde. Als ich ihm sagte, ich würde in wenigen Tagen in das Tumorzentrum verlegt werden, horchte er auf und begann Fragen zu stellen, wie der pathologische Befund aussähe, was dieser besage, warum die andere Brust auch hatte amputiert werden müssen, wieso die Weiterbehandlung im Tumorzentrum stattfinden müsse usw. Auf alle seine Fragen, die ich selbst bereits den Ärzten gestellt hatte, konnte ich antworten, und sogleich spürte ich, wie er sich langsam beruhigte. Das war es wohl, was er brauchte: ein kleines bisschen Gewissheit, mit der er seine Angst bekämpfen konnte. Rasch schlug ich vor, bei strahlendem Sonnenschein hinaus an die frische Luft und im Park eine Weile spazieren zu gehen. Während des Spaziergangs erwähnte ich, dass das Tumorzentrum eines der besten der Welt sei und vielen Menschen dort geholfen würde. Genau in dem Moment, als ich dies sagte, spürte ich die beruhigende Wirkung meiner Worte auf meinen Vater und auf mich selbst. Wir redeten lange, tranken noch einen Kaffee in der Cafeteria, und zum Schluss fühlten wir uns wohl beide gestärkt, durch den Rundgang im Wald und vom Kaffee, aber vor allem durch Mut und Hoffnung, die ein jeder von uns bei dem anderen zu spüren begann. Als mein Vater sich von mir verabschiedete, sagte er mir noch: »Ich glaube, du wirst wohl in den besten Händen sein, aber ich werde mich selbst auch noch ein wenig mehr von einem Nachbarn, der Arzt ist, in medizinischer Hinsicht aufklären lassen. Um deine Mutter werde ich mich kümmern, sie macht mir auch noch Sorgen.«

Ähnlich wie meinen Eltern erging es meiner Schwester. Sie konnte ebenfalls kaum noch Schlaf finden und weinte fast jeden Tag. Millionen Menschen in Deutschland sind als Angehörige eines Krebskranken, den sie liebhaben, gleichermaßen belastet. Millionen haben diese schrecklichen Ängste, einen geliebten Menschen vielleicht allzu bald zu verlieren. Viele erzählen mir auf meinen Lesungen, wie sehr sie mitleiden und wie erschöpft sie sind. Eine Frau sagte mir, dass sie seit der Krebserkrankung ihres Mannes einfach nicht mehr abschalten und keine Nacht mehr richtig schlafen könnte. Dieser Zustand verschlimmere sich von Tag zu Tag, und sie glaubte, bald verrückt zu werden. Sie zitterte, und Tränen rannen über ihre Wangen. Ich erinnere mich, dass meine Mutter mir damals einmal gesagt hatte: »Nichts kann mir jetzt mehr helfen als Schlaf.« Welche Auswirkungen Schlafmangel haben kann, weiß ich selbst nur allzu gut: Gedanken drohen immer wieder mit einem davonzurennen. Es herrscht ein absolutes Gefühlschaos. Auf die Dauer führt Schlafmangel zu irrationalem Verhalten; er macht das Verarbeiten von Gefühlen der Angst und Traurigkeit so gut wie unmöglich und schwächt schließlich den Körper. Dieser krankmachende Zustand sollte so schnell wie möglich behoben werden. Vielleicht sind zunächst Medikamente erforderlich, die der Arzt verschreibt, auch ein Psychologe kann helfen. Aber wir können auch mit Entspannungsübungen selbst lernen, wieder Schlaf zu finden.

Bei einer lebensbedrohlichen Erkrankung ist es ganz natürlich, dass zunächst der Betroffene im Vordergrund steht und uneingeschränkte Unterstützung erhält. Doch während der meist langen Behandlungszeit bleiben die Angehörigen häufig auf der Strecke. Sie werden fast nie gefragt, wie es ihnen geht. Dabei sind sie ebenso mitbetroffen, und wenn sie nicht Obacht geben, können sie selbst auch erkranken. Mir ist in zahlreichen Gesprächen mit Angehörigen aufgefallen, dass viele ihre bisherigen eigenen Lebensgewohnheiten vollständig aufgeben, sich nicht mehr mit ihren Freunden treffen, sondern sich nur noch um den Erkrankten kümmern, das Haus nicht mehr verlassen und ihren Hobbys nicht mehr nachgehen. Manche sind sogar der Meinung, dass sie kein Recht mehr dazu hätten, dass sie sich um sich selbst kümmern und es ihnen gutgeht, weil der Partner leidet. Dieses selbstlose, aufopfernde Verhalten führt auf die Dauer fast immer in eine völlige Isolation, die wiederum eine, wie die Mediziner sagen, Erschöpfungsdepression auslösen kann. Nicht selten verspüren die Angehörigen dann Wut und Zorn dem Kranken gegenüber, weil er diese Situation schließlich hervorgerufen hat.

Deswegen ist es so wichtig für jeden Angehörigen, Freund oder Helfenden, auch auf sich selbst achtzugeben, um nicht auszubrennen. Sollte das nämlich geschehen, kann er die Heilung des Kranken nicht mehr unterstützen, sondern wird selbst Hilfe benötigen und für den Erkrankten vielleicht sogar zu einer zusätzlichen Belastung, wenn dieser sieht, wie schlecht es seinetwegen dem Helfer geht. So früh wie möglich sollten Helfer lernen, mit ihren Kräften hauszuhalten. Um dem Kranken mit Rat und Tat beiseitestehen zu können, müssen sie dafür Sorge tragen, regelmäßig neue Energie zu tanken. Das kann dadurch geschehen, dass sie die Verantwortung für den Kranken mit anderen Familienmitgliedern und Freunden teilen, ein Team bilden und sich bei den einzelnen Aufgaben ablösen, wie bereits in den vorangegangenen Kapiteln beschrieben. Auch meine Eltern hatten sich gemeldet und deutlich gemacht, dass sie die Kinder nicht mehr allein betreuen konnten. Aber wie war es um ihr Seelenleben bestellt? Meine Mutter konnte, auch nachdem die Kinder wieder zu Hause waren, nicht schlafen und hatte weiterhin Bauchschmerzen.

Welche Mittel gibt es gegen langanhaltende Ängste und Verzweiflung?

Wie bin ich mit meinen Ängsten umgegangen? Zuallererst hat es mir geholfen, mich schlau zu machen, medizinisches Wissen einzuholen und die Furcht vor dem Unbekannten abzubauen. Aus Büchern hatte ich viel über Krebserkrankungen, die möglichen Gründe für ihre Entstehung und das Immunsystem gelernt. Durch sie und meine zahlreichen Fragen an die Ärzte erfuhr ich, wie weit unsere Medizin bereits ist, dass sie selbst bei fortgeschrittenen Krebserkrankungen helfen kann, bis hin zur Heilung. Mit dem Sammeln von Informationen – das kann durch den behandelnden Arzt, den Hausarzt, die Deutsche Krebshilfe, die Deutsche Krebsgesellschaft, den Krebsinformationsdienst in Heidelberg (Adressen sind im Anhang aufgeführt) oder medizinische Bücher geschehen – und dem dadurch erlangten Wissen ist es möglich, eine andere, aktivere Einstellung zu der Erkrankung zu gewinnen. Das Ohnmachtsgefühl, dem Schicksal völlig ausgeliefert zu sein, kann damit in Schach gehalten werden. Dies hatte auch mein Vater für sich erkannt. Er wandte sich mit seinen Fragen an Ärzte und begann, einschlägige medizinische Berichte mit Interesse und Aufmerksamkeit zu lesen.

Außerdem hatte ich festgestellt, wie wichtig es ist, meine Gedanken zu kontrollieren, ja, geradezu zu zügeln, wenn sie mit mir durchgehen wollten. Wie häufig hatte ich mich in den ersten Tagen nach der Diagnosemitteilung bereits auf meiner eigenen Beerdigung und meine Kinder als Halbwaisen gesehen. Je häufiger ich solche Gedanken hegte, desto schlechter ging es mir. Mein Puls raste, und manchmal wurde ich fast hysterisch. An Schlaf war so gut wie gar nicht zu denken, ich vergaß zu essen und sogar zu trinken. Erst »meine« Bücher lehrten mich, meine Gedankengänge zu verstehen; sie öffneten mir die Augen, und ich begriff, dass ich gar nicht mehr in der Wirklichkeit lebte, wenn ich mir dermaßen schreckliche Vorstellungen machte. Da wurde mir klar, wie sehr ich meinem Körper mit dieser imaginären Realität – denn noch lebte ich ja – schadete und ihn damit sogar einem völlig unnötigen Stress aussetzte.

Ich möchte ein weiteres Beispiel dafür anführen, was Gedanken anrichten können, wenn sie uns davonlaufen: Die Schulherbstferien des Jahres 2003 verbrachten wir mit der ganzen Familie im Süden Spaniens. An einem regnerischen Tag fuhren wir in die Stadt Almería und besuchten ein großes Einkaufszentrum. In der Tiefgarage entfernten sich Charlotte und Sebastian, ohne etwas zu sagen. Als ich schließlich ihre Abwesenheit bemerkte, fing ich an zu schreien und durch die Gegend zu rennen. Ich sah meine beiden bereits gefesselt und betäubt im Kofferraum eines Entführers, steigerte mich in eine Hysterie hinein, rannte eine ganze Stunde lang immer planloser durch das Einkaufszentrum, nach meinen Kindern brüllend, bis ich fast ohnmächtig umfiel. Schließlich fanden wir die beiden vertieft in ein neues PC-Spiel in einem großen Computergeschäft. Natürlich erhielten sie eine Standpauke, doch ich benötigte zwei ganze Tage, um mich körperlich von diesem Schock zu erholen.

Dieses Erlebnis zeigte mir wieder einmal sehr deutlich, dass Stress durch Gedanken – die Interpretation einer Situation – erzeugt werden kann. Meine Gedanken waren verzerrt und unrealistisch. Das Verschwinden meiner Kinder war zwar ernst zu nehmen, aber durch mein gedankliches Dramatisieren hatte ich nur mir selbst geschadet.

Wir alle durchleben von Zeit zu Zeit Situationen, die uns zunächst kaum beherrschbar, ja überwältigend erscheinen. Später dann stellen wir fest, dass wir uns umsonst gefürchtet und gelitten haben, da die Wirklichkeit doch wesentlich weniger dramatisch war, als wir dachten. Weil unser Körper oftmals keinen Unterschied zwischen Dingen kennt, die wir uns vorstellen, und solchen, die sich wirklich ereignen, reagiert er entsprechend. Stelle ich mir vor, dass ich eine saftige, aufgeschnittene, sehr saure Zitrone auslutsche, läuft mir das Wasser im Munde zusammen. Die Zitrone ist nur erdacht, der Körper aber reagiert, als wäre ihr Saft schon auf meiner Zunge.

Erwiesen ist, dass Todes- oder Verlustängste den Körper durch Ausschüttung von Stresshormonen in höchste Alarmbereitschaft versetzen. Meine Mutter, meine Schwester und auch viele andere Familienmitglieder hatten sich damals gedanklich mehr mit meinem Tod beschäftigt als mit meinem Leben und ließen Panik regieren. Das ist ein völlig verständliches Verhalten, weil Angst in bedrohlichen Situationen unsere Gedanken beherrscht. Aber was geschieht, wenn das zum Alltag wird? Dauerstress bewirkt im Körper eine ständig vermehrte Ausschüttung des Stresshormons Adrenalin, das wiederum ein schädliches Ungleichgewicht des gesamten endokrinen Drüsensystems nach sich zieht – das Zusammenspiel sämtlicher Hormone wird gestört. Dadurch wird der Körper früher oder später krank. Erkrankte, die fortwährend düstere Gedanken hegen, erschweren dadurch ihren Heilungsprozess. Und leben wir ständig in Furcht, werden wir blind, taub und sprachlos für das Jetzt, das doch so kostbar und einzigartig ist und nicht wiederkehren wird. Mein Morgen wird nicht besser sein, wenn ich mir jetzt vorstelle, was gleich alles Schreckliches passieren kann.

Ein möglicher Ausweg besteht darin, sich seiner pessimistischen Vorstellungen einmal bewusst zu werden, stehen zu bleiben und »Stopp!« zu rufen, um sich dann zu fragen: »Was ist wirklich, jetzt, in diesem Moment?« Diese Frage habe ich mir damals jeden Tag gestellt, und häufig war die Antwort darauf äußerst positiv: Die Operationen habe ich gut überstanden, die Wundheilung schreitet gut voran, ich habe keine Schmerzen, kann riechen, schmecken, sehen, fühlen, mich bewegen. Mir geht es gerade gut. Ich lebe! Durch diese Bestandsaufnahme des Hier und Jetzt, die wir und unsere Angehörigen regelmäßig machen sollten, erfahren wir, losgelöst von jeglichen Prognosen für die Zukunft, wie die Gegenwart wirklich ist. Ich konnte mich danach leichter ganz bewusst meinen Ängsten stellen und sie zulassen. Ängste wollen grundsätzlich beachtet und gehört werden! Wenn ich mit ihnen sprach, erzählten sie mir meistens, dass sie da seien, weil ich am Leben festhalten möchte: »Sobald du denkst, dass du auf gar keinen Fall sterben darfst, vergeht die Freude. Schau aber, was jetzt ist«, flüsterten sie. Manchmal fiel es mir wie Schuppen von den Augen, wenn mir wieder klarwurde, welch Reichtum mir, trotz der Krankheit, geblieben war. Mir fiel es dann auch leichter, einen Tag zu genießen und, gerade wenn ich mit einem geliebten Menschen zusammen war, auch wieder schöne Gefühle zuzulassen. Wie sehr hatte ich mir damals gewünscht, meine Familienangehörigen würden sehen, dass es mir doch körperlich wie seelisch recht gutging. Weil ich aber spürte, dass es ihnen meinetwegen schlecht ging, fühlte ich mich in ihrer Gegenwart häufig unbehaglich und glaubte, ihnen durch erneute Beteuerungen, dass ich es schaffen würde zu überleben, Mut machen zu müssen. Das wiederum hat mir ziemlich viel Kraft geraubt. Den Krankheitsverlauf können wir nicht voraussehen; was morgen sein wird, das weiß niemand! Erst mit dieser Erkenntnis und Einsicht, dass man durch dramatisierende Gedanken und Verleugnung der Angst weitere Ängste schürt und damit weder sich selbst und schon gar nicht dem Erkrankten helfen kann, wird meines Erachtens wieder ein Platz frei, um sich selbst zu spüren, liebevoll miteinander umzugehen und den Wert des Lebens neu zu begreifen. Ebenso wie der Erkrankte sollten sich auch Angehörige regelmäßig Zeit gönnen und sich einmal nur um die eigenen Bedürfnisse kümmern. Das kann schon morgens damit beginnen, dass sie, anstatt nach dem Aufwachen sofort daran zu denken, welchen Herausforderungen sie sich auch heute wieder werden stellen müssen, zunächst den Tag begrüßen und sich nach dem eigenen körperlichen und seelischen Befinden fragen. »Was kann ich mir heute Gutes tun?«, sollte man sich allmorgendlich überlegen, ehe man mit Hast aus dem Bett und hinein ins Alltagsleben stürzt. Vielleicht ist die Antwort ein gemütliches, ausgiebiges Frühstück mit dem Partner, ein entspannender Spaziergang zu zweit oder allein, das Treffen mit Freunden, ein Kinobesuch am Abend, ein Stadtbummel, eine genüssliche Nachmittagsstunde bei gutem Tee oder Kaffee, das Lesen eines Buches, das Auftragen einer schönen Gesichtsmaske, ein wohltuendes Bad. Genauso wichtig ist es auch, mehrere Pausen während des Tages einzulegen, in denen man zur Ruhe kommen und Energie aufladen kann. Das kann auch nur ein tiefes Durchatmen, eine Lockerungsübung der Schultern oder das Riechen an einer Blume sein. Wie viel Zeit wir uns dafür nehmen, spielt nicht so sehr eine Rolle, als vielmehr die Regelmäßigkeit, mit der wir solches tun, selbst wenn es jeweils nur einige Minuten sind.

Ich habe es zu meiner Gewohnheit gemacht, mir bereits nach dem Aufwachen morgens eine Auszeit zu gönnen. Das mag seltsam klingen, weil ich doch gerade Stunden nächtlicher Ruhe hinter mir habe. Meistens bleibe ich noch eine Weile im Bett, spüre meinen Körper, die Matratze, auf der ich liege, mein Kopfkissen, die Wärme unter der Decke. Ich achte auf einen entspannten Atem und bedanke mich bei meinem Körper für die Arbeit, die er unentwegt leistet. Dann erst stehe ich auf. Meine Familie schläft meist noch zu diesen Morgenstunden, und ich unternehme etwas, das mir Freude bereitet; im Frühling und Sommer gehe ich häufig hinaus in unseren Garten und laufe barfuß über die Wiese. Im Herbst und Winter mache ich es mir im Wohnzimmer gemütlich, koche mir einen Tee und zünde eine Kerze an. Dieses langsame Hineingleiten in einen neuen Tag empfinde ich als sehr wohltuend. Wenn später meine Familie so langsam zum Frühstück erscheint und das Treiben beginnt, spüre ich, dass ich ganz gelassen bin und bewusst wahrnehmen und handeln kann. Auch im Laufe des Tages halte ich häufiger mal inne und frage mich, was jetzt gerade ist: wo ich bin, was ich mache, was ich sehe, höre, rieche, schmecke, wie ich mich fühle. Regelmäßige Entspannung durch Meditation und Bewegung, die ich mir zur fast täglichen Disziplin gemacht habe, verhelfen mir ebenso zur Ruhe und spenden Energie, Kraft, ein gutes Körpergefühl und Selbstbewusstsein. Das sind meine kleinen Rituale, die ich schon während der Therapie für mich ausgesucht und in mein Leben integriert habe. Mit ihnen fühle ich mich nicht nur zufriedener, sondern auch sicherer, glaube ich gerüstet zu sein für das, was gleich geschehen wird.

Längst ist bekannt, dass regelmäßige Entspannungsübungen, am besten zwei- bis dreimal täglich, und konsequentes Bewegungstraining Ängste abbauen und dazu beitragen, dass wir eine neue, positive Perspektive zum Leben entwickeln können. Eine Mutter, deren Tochter an Krebs erkrankt war, erzählte mir, dass sie sich erst durch tägliche Entspannungsübungen und ein Bewegungsprogramm wieder dem Leben zuwenden konnte: »Die Angst, meine Tochter möglicherweise bald zu verlieren, war überwältigend. Dieses Gefühl mischte sich in jeden Gedanken ein, in jede Handlung. Ich konnte mich über nichts mehr freuen, wollte morgens am liebsten die Bettdecke über den Kopf ziehen und gar nicht mehr aufstehen. Erst als ich lernte, mich körperlich zu entspannen und abzuschalten, verloren sich mit der Zeit meine Ängste. Es gelang mir allmählich, eine neue Perspektive für mein Leben zu gewinnen und mit Zuversicht an die Genesung meiner Tochter zu glauben. Von da an wurde alles besser.«

Unter Entspannung ist nicht ein mentales »Herunterfahren« durch Ablenkung zu verstehen. Viele glauben, wenn sie fernsehen, lesen oder mit Freunden zusammen sind, können sie den ganzen Stress abstreifen. Untersuchungen belegen jedoch, dass solche Formen der Entspannung zwar zum allgemeinen Wohlbefinden beitragen, nicht aber den gewünschten Effekt erzielen. Erst durch das völlige Abschirmen von Körper und Geist vor äußeren Reizen – so die Therapeuten – ist es möglich, in einen entspannten oder sogar tranceähnlichen Zustand zu gelangen, in dem wir den Druck des Alltags vergessen können. Mittlerweile ist es erwiesen, dass durch Entspannungstraining die Aktivität der Hirnwellen verlangsamt wird und ein Erholungsprozess, ähnlich wie beim Schlafen, eintritt. Obwohl diese Übungen nicht viel Zeit einnehmen, ist ihre Wirkung langanhaltend.

Es gibt unterschiedliche Entspannungstechniken wie zum Beispiel das autogene Training, progressive Muskelentspannung nach Jakobson, Eutonie, Yoga, geleitete Visualisierungen, um nur einige zu nennen. Erlernen kann man sie unter anderem in Volkshochschulen und Gesundheitszentren.

Ein an Hodenkrebs erkrankter junger Mann erzählte mir – wir waren beide in einer Reha-Klinik zur Nachbehandlung –, dass er mit Hilfe von Sport seinen Weg gefunden habe. Jeden Tag lief er mehrere Kilometer. »Es ist nicht so, dass ich meinen Ängsten davonlaufen will. Nein, es sind die Einstellungen und Ängste hinsichtlich meiner Zukunft, die sich durch das Laufen verändern. Vielleicht redet dann ja mein Unterbewusstsein mit mir. Jedenfalls gelange ich durch den Sport zu neuen Einsichten, die ich durch Nachdenken oder Grübeleien wohl nie erreicht hätte«, sagte er.

Ein Bewegungstraining kann wie ein Ventil wirken und Stress reduzieren. Als besonders empfehlenswert hat sich die Kombination aus Laufen und Gehen herausgestellt, aber auch andere gleichbleibende Bewegungsabläufe wie Radfahren, Wandern, Schwimmen oder ein Spaziergang werden von den Medizinern und Sporttherapeuten empfohlen. Diese Bewegungsformen geben gleichzeitig Gelegenheit zu meditieren, weil wir nicht darüber nachdenken müssen, was wir gerade tun. Genau wie bei den Entspannungsübungen ist auch hier die Regelmäßigkeit entscheidend für eine positive Wirkung. Für Regelmäßigkeit benötigen wir jedoch ein wenig Selbstdisziplin. Manchmal hilft es, wohltuende Übungen als kleine Pflicht in den Tag einzubauen, so wie das Zähneputzen. Natürlich sollte jeder nur das für sich wählen, was zu ihm passt und ihm Spaß macht. Jeder muss selbst herausfinden, wie viel er seinem Körper zumuten möchte, ohne ihn zu überfordern.

Für meine Mutter kam regelmäßiges Bewegungs- oder Entspannungstraining nicht in Frage; vielleicht, weil ihr das nicht lag und zu fremd vorkam. Ihren Schlafmangel ließ sie schließlich vom Hausarzt behandeln. Viele Gespräche mit meinem Vater verhalfen ihr – vor allem durch sein rationales Denken –, ihre panischen Gedanken unter Kontrolle zu bekommen, so dass sie zuversichtlicher wurde. Gemeinsam machten sie ausgedehnte Spaziergänge in der Natur, während derer sich die beiden sehr miteinander verbunden fühlten. Einige Zeit, nachdem meine Kinder wieder zu Hause bei Jo waren, traf sie sich mit ihrer besten Freundin. Beide hatten zunächst viel geweint, später aber redeten sie ganze Nachmittage über ihre Sorgen und Ängste. Ihre Freundin war sehr mitfühlend und konnte meine Mutter trösten. Dann ging sie auch wieder zu den allwöchentlichen Stricknachmittagen, an denen sich viele befreundete Frauen aus der Nachbarschaft seit Jahren zum Kaffee trafen. Meine Mutter sagte mir, dass ihr diese Ablenkung sehr gutgetan habe, weil sich für kurze Zeit alles normal anfühlte. Bald trafen sich meine Eltern mit ihren engsten Freunden, einem Ehepaar, und gingen, wie sie es auch früher getan hatten, jeden Mittwochabend gemeinsam aus zum Tanzen.

In einer solchen Lebenssituation ist es so wichtig, dass die Angehörigen – wie auch deren Freunde – füreinander da sind. Auf keinen Fall sollten Angehörige ihr gewohntes Leben plötzlich völlig aufgeben, sondern vielmehr versuchen, ihren früheren Freizeitaktivitäten, die ihnen Freude bereiteten, weiterhin nachzugehen, sich ihre Auszeiten nehmen, entspannen und Freunde treffen. Sie mögen für sich selbst genauso viel Beachtung und Verständnis aufbringen wie für den Erkrankten. Das hat nichts mit Egoismus zu tun, sondern ist ein Elixier für Lebensfreude, ein Muss für Gesundheit von Körper und Geist, eine Voraussetzung, dem Erkrankten auf lange Sicht wirklich helfen, ihn in seiner Heilung unterstützen zu können.

Die Therapie annehmen

Chemotherapie macht Angst

Ich wusste wenig über Chemotherapien. Eigentlich nur, dass sie schreckliche Nebenwirkungen haben und einem davon fast immer alle Haare ausfallen. Seit meiner Kindheit hatte ich ausschließlich schlimme Geschichten über das Leiden der Menschen unter der Therapie gehört, so dass meine Angst davor zunächst sehr groß war. Als besondere Belastung kam noch hinzu, dass ich in ein mir völlig fremdes Krankenhaus für schwer kranke Tumorpatienten, um das natürlich jeder am liebsten einen riesigen Bogen schlägt, verlegt werden sollte. Nein, wenn schon Chemo, dann wollte ich sie doch lieber hier bekommen, in »meinem« Krankenhaus, in dem ich operiert worden war, Schwestern und Ärzte kannte und mich gut aufgehoben fühlte. Aber die Verlegung musste sein, denn für eine Hochdosis-Chemotherapie fehlten in diesem Haus die erforderlichen Erfahrungen und Strukturen. Als ich von diesem Plan erfuhr, blieben mir bis zur Verlegung aufgrund der noch anstehenden zweiten Brustoperation ganze zwei Wochen, um mich seelisch und geistig darauf vorzubereiten. Ich fand es schrecklich, nicht zu wissen, was auf mich zukommen würde, und stellte entsprechend viele Fragen: »Wird es sehr schlimm werden, mit dauernder Übelkeit und Erbrechen?«, »Kann ich dann trotzdem zu Hause bei meiner Familie sein?«, »Wie ist es dort, im Tumorzentrum?«, »Wie viele Kurse werde ich bekommen?« Doch weder Ärzte noch Schwestern konnten mir klare Antworten geben. Mir war, als schlichen alle um eine ihnen unbekannte Wahrheit herum. »Es wird, na ja, wohl eine harte Zeit für Sie werden«, »Wahrscheinlich werden Sie bei einer Hochdosis-Chemo stationär liegen müssen«, »Im Tumorzentrum behandelt zu werden, ist wohl – gelinde gesagt – nicht gerade das Gelbe vom Ei. Da sieht man zu viel Leid«, vernahm ich mal eben zwischen Tür und Angel, und so verstärkten sich meine eigene Unsicherheit und Ängste um ein Vielfaches. Wenn sogar Ärzte und Schwestern vor Chemotherapie so viel Respekt haben, sie regelrecht fürchten, dann muss es ja wirklich schlimm sein, dachte ich. Ich wünschte Lektüre über die Therapieformen, aber es gab fast nichts, bis auf Broschüren, die im Wartebereich der Station auslagen. Verkrampft im Bett sitzend las ich sie. Die ersten Seiten beschrieben ausschließlich und sehr ausführlich alle möglichen Nebenwirkungen. Sollte das, was da geschrieben stand, eintreten, dann wird es die Hölle, fuhr es mir durch den Kopf. Die Aufzählungen von dem, was während der Therapie alles passieren kann, gaben mir das Verständnis, dass Chemotherapie wohl eher zum Sterben als zum Leben verhilft. Auf den letzten zwei Seiten der Broschüre fand ich ein paar Anmerkungen, was man gegen einige der Nebenwirkungen tun könne, mehr nicht. Dass Chemotherapie auch eine durchaus positive Nebenwirkung haben kann, stand nirgends so direkt geschrieben. Positive Nebenwirkung? Ja! Sie kann doch zum Leben verhelfen, oder?, fragte ich mich verwirrt. Ein Schauer der Angst lief mir über den Rücken. Bei meiner Familie konnte ich keinen Rat suchen, denn für alle bedeutete Chemotherapie so etwas wie der absolute Horrortrip. Die Nebenwirkungen wurden so sehr gefürchtet, dass niemand wusste, wie er mir Mut machen könnte, denn keiner von ihnen hatte bisher eigene Erfahrungen mit Chemo gemacht. Aus Ratlosigkeit sagten mir fast alle meine Angehörigen: »Da musst du jetzt durch« oder Ähnliches, das mir nun ganz und gar nicht helfen konnte. Wollte ich eigentlich da durch? Nein, am liebsten wollte ich doch daran vorbei! Wieder einmal stand ich allein, inmitten einer riesigen Unordnung von Gedanken und Gefühlen. Wenn mir nur noch wenig Lebenszeit, wie die Ärzte sagten, bleiben sollte, dann doch wohl wirklich nicht voller Leid und Schmerz. Ich wollte leben! Das Bedürfnis nach Klarheit, Aufklärung und Sicherheit wurde immer größer, so dass ich knapp eine Woche nach der zweiten Brustoperation zum Hörer griff und mich mit dem Sekretariat des Tumorzentrums verbinden ließ. »Warum soll ich mich nicht erkundigen?«, motivierte ich mich noch ein letztes Mal, als ich das Freizeichen vernahm. Zunächst wollte ich losheulen, aber dann fasste ich mich doch und begann zu erzählen. Die Sekretärin war sehr nett und einfühlsam, versicherte mir, dass man sich dort auch wohl fühlen könnte und dass es bereits viele Medikamente gegen Nebenwirkungen gebe. Meine Angst sei verständlich, wenngleich ein wenig übertrieben, und wenn ich dorthin verlegt würde, könnte ich den Onkologen all meine Fragen stellen. Einen Satz, den mir die Sekretärin am Ende des Gespräches noch mitgegeben hatte, werde ich nie vergessen. Obwohl ich nicht danach gefragt hatte, sagte sie mir, dass viele junge Frauen dort behandelt, viele auch geheilt würden. Am liebsten wäre ich durch den Hörer gekrochen und hätte sie umarmt. Schließlich fing ich dann vor Erleichterung an zu weinen.

Eine ziemlich große Restangst, vor allem vor der Therapie, blieb dennoch. Sicherlich auch deswegen, weil es in »meinem« Krankenhaus nicht möglich war, mit einem Onkologen darüber zu sprechen – es gab einfach keinen. Ein aufklärendes Gespräch von einem Krebsspezialisten hätte mich bestimmt beruhigt. So fürchtete ich, die Medikamente nicht zu vertragen, von der Hilfe anderer abhängig zu werden und nicht mehr über mein Leben bestimmen zu können. Ich fürchtete mögliche, von der Chemo hervorgerufene, bösartige Zweiterkrankungen und verheerende Spätfolgen; Nebenwirkungen, von denen ich gehört oder jetzt in den Krankenhausbroschüren gelesen hatte. Immer wieder schalteten sich diese Bilder vor meine Augen: Glatze, große, traurige Augen, Erbrechen, Leid, Leid und nochmals Leid. Während dieser Schwarzmalerei meldete sich sogleich, wie auf Knopfdruck, mein Körper mit Schweißausbruch, Herzrasen und Übelkeit. In einem dieser Momente hielt ich plötzlich inne und erinnerte mich an eine Passage in einem der Bücher, wo es hieß, dass unsere Vorstellungsbilder maßgeblich das Morgen mitbestimmen, also Wirklichkeit werden können. »Wie wahr, sie bestimmen sogar unausweichlich mein Jetzt«, erkannte ich. »Du denkst über die Chemo nach, und schon geht es dir schlecht, ist ja verrückt!«

Wenn mein Körper jetzt schon so heftig auf negative Gedanken reagiert, wie soll es mir erst dann ergehen, wenn ich die Medikamente wirklich bekomme? Vielleicht geht es vielen Chemopatienten ja auch deswegen so sehr schlecht, weil sie die ganzen Nebenwirkungen schon vor der Therapie verinnerlicht hatten, also an sie glaubten? Das ist doch gut möglich? Welche Macht unsere Gedanken auch im positiven Sinn haben können, wissen wir, vor allem die Mediziner, seit langem bereits von dem Placebo-Effekt: Patienten werden, im Glauben, ein hochpotentes Mittel einzunehmen, in Wirklichkeit mit einem Scheinmedikament – einer Zuckerpille – behandelt, und sie beschreiben danach eine Linderung ihrer Beschwerden oder genesen sogar. Diese Überlegungen behagten mir. Sie vermittelten ein Gefühl möglicher Sicherheit, selbst etwas tun zu können, damit es mir gutgeht – vielleicht sogar mein Schicksal selbst in die richtige Bahn lenken zu können? Darüber wollte ich nun mehr wissen. Mit Hilfe der Literaturverzeichnisse meiner Bücher besorgte mir Carmen weitere Literatur, und ich las und las.

Und so begann ich Vorgänge zu verstehen, über die ich bis zu diesem Zeitpunkt in meinem Leben nie besonders nachgedacht hatte. Was verbirgt sich hinter dem Sprichwort »Glaube versetzt Berge«? Was vermag ein starker Glaube wirklich zu bewirken? Genügt es, sich hinzusetzen und bloß Wünsche zu hegen? Was muss ich tun, um dem Glauben seine Kraft zu geben? In dem Buch »Prognose Hoffnung« von Bernie Siegel erfuhr ich, dass ohne Glauben an die Medikamente, ohne Vertrauen in den Arzt die Wirkung einer Therapie sogar aufgehoben werden kann. Wenn ich jedoch an meinem Genesungswillen festhalte, was unter anderem bedeutet, dass ich aktiv mit dem Arzt zusammenarbeite, ihn als Partner betrachte, der mich in diesem Prozess unterstützt, die Therapie willkommen heiße – mir zum Beispiel bildhaft vorstelle, wie sie meinem Körper hilft, wieder gesund zu werden –, werden in ihm Botenstoffe, etwa Endorphine (Glückshormone), freigesetzt, die ein heilendes Milieu schaffen. Das wiederum steuert unweigerlich mein Verhalten, das heißt mein Handeln, hin zur Verwirklichung meines Glaubens. Das geht natürlich nicht geradewegs, Hokuspokus wie durch Zauberei. Wie jedes andere von uns gesetzte Ziel, ob in der Schule, im Berufsleben oder im ganz privaten Bereich, ist auch hier Arbeit und Disziplin erforderlich. Der Weg dahin kann durchaus kurvenreich sein; entscheidend ist, das Ziel nicht aus den Augen zu verlieren. Und wenn uns manchmal der Mut verlässt, weil wir meinen, nicht mehr auf dem richtigen Pfad zu sein, sollten wir nach Lösungen suchen, vielleicht unser Ziel ein wenig verändern oder andere Wege wählen, um wieder auf die richtige Spur zu gelangen. Anthony Robbins schreibt dazu in seinem Buch »Das Power-Prinzip«, dass wir eine wesentlich größere Chance haben, unsere Ziele auch wirklich zu erreichen, wenn uns der Weg dahin Freude bereitet. Der Weg ist also auch das Ziel!

Wie sehr uns unsere eigenen Vorstellungsbilder im Alltag leiten und motivieren können, möchte ich anhand eines kleinen Beispiels beschreiben: Als neulich Sebastian aus der Schule kam, war das Wetter sehr schön. Er wollte sofort nach draußen und hatte überhaupt keine Lust, seine Hausaufgaben zu machen. Einen Aufsatz sollte er schreiben. Missmutig saß er am Tisch, bohrte mit dem Bleistift Löcher in seinen Radiergummi und zappelte auf seinem Stuhl hin und her. Die Heftseite hatte bereits Eselsohren und war vom Ausradieren mehrerer misslungener Anfänge ziemlich verschmiert und zerknittert. Ich setzte mich zu ihm und sagte, er solle sich einmal vorstellen, der Aufsatz wäre schon geschrieben. »Was siehst du?«, fragte ich ihn. »Wie viele Seiten hast du geschrieben? Mit welcher Tinte? Ist er gut geworden?« Die Idee fand er toll. Sebastian setzte sich gerade hin, schloss die Augen und erzählte mir von seinem Aufsatz. Er wäre drei Seiten lang und mit grüner Tinte geschrieben. »Schöne Schrift«, meinte er, »und – gut ist er auch«, fügte er hinzu. Dann fragte ich ihn, wie sich das anfühle. »Toll«, antwortete er, »dann kann ich nämlich hinaus zum Spielen.« Ohne dass ich noch irgendetwas sagen musste, begann er auf einer neuen Seite seinen Aufsatz zu schreiben. Von schlechter Laune keine Spur mehr. Im Gegenteil, ich glaube sogar, dass die Arbeit ihm Freude bereitete. In grüner Schrift wurde sein Aufsatz drei Seiten lang, und er war sehr schön geschrieben. Eine halbe Stunde nur hatte Sebastian dafür gebraucht. Sebastians Vorstellungskraft, wie es sich anfühlt, einen guten Aufsatz zu schreiben und dann mit den Freunden draußen spielen zu können, hatte ihn derart motiviert, dass die vorher entstandene Unlust und deren sichtlich hemmende Wirkung wie weggeblasen waren und er eine richtig gute Geschichte schrieb.

Abgesehen von den zahlreichen Ratgeberbüchern der Mediziner und Psychologen, die diese Vorgänge ausführlich beschreiben und begründen, glaube ich, dass für die Entscheidung zur Ausübung dieser Gedankenarbeit gerade solch überzeugende Beispiele aus dem alltäglichen Leben wichtig sind. Unsere eigene Erfahrung und die damit verbundene Einsicht sollten uns motivieren und Mut machen, diese Methoden auch zu nutzen, wenn man krank ist und eine unangenehme, vielleicht sogar schmerzhafte Therapie vor sich hat.

Was soll ich mir vorstellen, damit ich eine Hochdosis-Chemotherapie gut überstehe? Mit welchen Bildern kann ich hier arbeiten? Oder bin ich unrealistisch, weil ich aus Schwarz Weiß machen will?

Wenn ich auf den nächsten Seiten darüber schreibe, so wende ich mich nicht nur an den Erkrankten, sondern ebenso sehr an seine Angehörigen und Freunde. Ich wünsche, dass sie die

Angst vor der Therapie verlieren, damit sie angemessen, das heißt der Wirklichkeit entsprechend, fühlen und handeln können. Wie ich bereits beschrieben habe, kann übergroße Furcht uns nicht nur von dem entfremden, was wirklich ist, sondern sogar die Gegenwart entsprechend negativ beeinflussen und verändern: Es gibt Patienten, die sich übergeben müssen, noch bevor die Behandlung überhaupt begonnen hat. Ein weiteres Beispiel, wie stark unsere Vorstellung ist, habe ich bei einer Patientin erlebt, die meine Bettnachbarin war. Sie sollte ihren ersten Chemokurs bekommen, und als die klare Flüssigkeit in ihre Vene lief, wurde ihr schlecht, und sie erbrach mehrmals. Ich klingelte nach der Schwester, die ganz verwundert meiner Bettnachbarin sagte, dass sie gerade nichts anderes als eine harmlose Kochsalzlösung bekäme. »Davon hat sich bisher noch niemand übergeben müssen«, meinte sie und gab ihr nun ein Mittel gegen Übelkeit.

Wenn sich Angehörige schneller als der Erkrankte mit dem Gedanken anfreunden können, dass Chemotherapie auch gut vertragen werden kann, sollten sie ihn ermutigen, das Schreckgespenst aus seiner Vorstellung zu verbannen, weil ihm das Negativbild nichts, rein gar nichts nützt. Natürlich ist Chemo- und Strahlentherapie kein Zuckerschlecken. Neben der positiven Nebenwirkung, dass die Therapie Leben schenken kann, was der Arzt unbedingt als Erstes im Aufklärungsgespräch aufführen sollte, müssen auch alle möglichen negativen Nebenwirkungen erklärt werden. Das ist wichtig, damit der Patient weiß, was eintreten kann, und wenn das geschieht, er nicht sofort in Panik gerät. Eine gute, einfühlsame Einführung kann Ängste lindern und das Gefühl verringern, fremdbestimmt zu werden. Sicherlich ist es hilfreich, wenn ein Angehöriger oder Freund mit dabei ist. Auch für dieses Gespräch sollte man sich vorher alle Fragen aufschreiben, so dass man hinterher nicht feststellen muss, dass man nur die Hälfte der Antworten bekommen hat.

Die Therapie als Freund?

Eines Nachts, ungefähr eine Woche bevor ich in das Tumorzentrum verlegt werden sollte, traf ich die Entscheidung, mir die Therapie zu meinem Verbündeten zu machen, und war zuversichtlich und guten Mutes hinsichtlich dessen, was auf mich zukommen sollte.

Zellos – so hatte ich die mir bevorstehende Chemotherapie getauft. Zel- stand für Zelle und -los für loslassen. Nach einigen Wortspielen war dieser Name entstanden. Er gefiel mir, denn er bedeutete für mich: Die Krebszelle loslassen oder auflösen, was ja Sinn und Zweck einer Chemotherapie ist. Auch phonetisch fand ich, dass er sich gut anhörte, stark und sanft zugleich. Das klingt ein bisschen verrückt, ich weiß. Meinen Familienangehörigen hatte ich zunächst nichts davon erzählt, weil ich befürchtete, sie würden glauben, dass ich nicht mehr alle Tassen im Schrank hätte. Aber es war wohl die beste Entscheidung, die ich damals für meine Zukunft hatte treffen können. In jener Nacht entschied ich mich, die Chemotherapie zu meinem zu der Zeit besten Freund zu machen. Die Therapie sollte diesen Namen bekommen, damit ich mich mit ihr in den nächsten Monaten zu jeder Zeit verständigen könnte. Zellos würde also bald in mein Leben treten und Krebszellen auflösen. Zellos, mein Freund für eine gewisse Zeit. Ich sprach zu meinen Organen, fühlte mich gedanklich regelrecht in sie hinein und bereitete sie auf den neuen Freund vor. Ich streichelte sie mit einem liebevollen inneren Licht und sagte ihnen, dass Zellos unser Leben beschützen würde und sie sich deswegen mit ihm anfreunden sollten.

Ich möchte nun nicht den Eindruck erwecken, dass ich Chemotherapien unkritisch gegenüberstehe oder sie grundsätzlich willkommen heiße. Damals hatten mich die behandelnden Ärzte erst überzeugen müssen, inwieweit ich davon profitieren würde. Ich wollte leben, also entschied ich mich für diese Therapieform. Sollte ich heute erneut vor die Wahl gestellt werden, würde ich mich wieder sehr genau informieren, mir vielleicht auch eine Zweitmeinung einholen. Verlängert eine Chemotherapie möglicherweise mein Leben, kann sie vielleicht sogar heilen? Erhöht sie die Lebensqualität? Das wären für mich die drei wichtigsten Fragen, die ich den Ärzten stellen würde.

Wenn wir eine Chemotherapie bekommen, dann nicht, weil wir dazu gezwungen worden sind. Es ist letztendlich immer unsere eigene Entscheidung, ob wir sie annehmen wollen oder nicht. Das bedeutet, dass wir zu dem Zeitpunkt, an dem wir uns entscheiden müssen, aktiv mitbestimmen können. Folgende Frage stellt sich nun: Beginnt mit der Therapie ein Leidensweg, auf den wir dann keinen Einfluss mehr haben, weil das »Gift«, wie die meisten Ärzte, Angehörigen und die Erkrankten selbst die Chemotherapie bezeichnen, Herrscher der nächsten Monate sein wird? Nein, möchte ich sagen. Wir haben immer die Wahl einzugreifen, Leben zu lenken und zu verändern, unser Schicksal selbst mitzugestalten. Schon vor Beginn der Therapie können wir beschließen, auf welcher Seite wir uns unter der

Behandlung sehen: auf der Seite des Lebens oder des Leidens. Diese Vorstellung ist entscheidend für den Verlauf der Therapie und unser Wohlergehen. Dass wir diese Wahlmöglichkeit für das Leben haben, ist vielen von uns gar nicht bewusst. Nur allzu leicht begeben wir uns – fast automatisch – auf den Leidensweg. Zum einen, weil er in unserer Vorstellung als solcher verankert ist – Chemotherapie gleich Leid –, und zum anderen, weil vielen Ärzten eine konstruktive Vorbereitung auf die Therapie nicht gelingt, nämlich den Patienten zu motivieren, an seinem eigenen Wohlbefinden mitzuarbeiten. Der Patient sollte unbedingt in die Behandlung mit einbezogen werden. Er muss das Gefühl haben, dass mit ihm nicht irgendetwas geschieht, sondern dass er mitbestimmen und gemeinsam mit den Ärzten ein Team bilden kann. Ich erinnere mich noch sehr gut an den Moment, als zum zweiten Chemokurs die Ärzte in mein Zimmer kamen und mir in knappen Worten mitteilten, dass ich auch noch bestrahlt werden müsse. Sie drückten mir meine Krankenakte in die Hand und schickten mich in die Abteilung für Nuklearmedizin. Damit hatte ich nicht gerechnet und war überhaupt nicht psychisch auf diese Behandlung vorbereitet. Ich bin dann zunächst in ein tiefes Loch gefallen. Das hätte man mir durch eine frühzeitige Aufklärung ersparen können. Wenn sich aber Patienten eher zurücklehnen, alle Verantwortung ganz und gar an den Arzt abgeben möchten und am liebsten so wenig wie möglich wissen wollen, sollten sie dennoch stets die Gewissheit haben, dass sie sich vertrauensvoll mit Sorgen und Fragen an ihn wenden können.

Wie eben bereits angesprochen, reden viele Ärzte von »Zellgift«, vor allem, wenn sie über die Therapie aufzuklären versuchen; Zellgift, die Übersetzung aus dem Griechischen Zytostatika. Ich nehme an, dass sie deswegen nicht groß darüber nachdenken, wenn sie diese Bezeichnung dem Erkrankten gegenüber benutzen. Manchmal habe ich gedacht, jetzt fehlt eigentlich nur noch der Totenkopf auf der Ampulle. Die Bezeichnung Zellgift ist derart negativ, dass man allein schon durch sie eine Abneigung gegen die Therapie entwickeln kann. Und mit der Aufforderung: »Jetzt müssen Sie den Kampf aufnehmen«, zieht der Patient schwer belastet in den Krieg. Gegen wen aber soll er kämpfen, gegen das Zellgift oder gegen den Krebs? Ach ja, gegen beides wohl. Ich weiß nicht, wie viele Ärzte und Angehörige mir damals gesagt haben: »Du musst jetzt kämpfen.« Auch in den Medien liest und hört man immer wieder vom Kampf gegen den Krebs. Mindestens eine Todesanzeige einer größeren Tageszeitung pro Tag beschreibt das Ableben eines Krebskranken ungefähr so: »Sie/er hat gekämpft und doch verloren.« Wie schrecklich, zu kämpfen und doch zu verlieren!

Intensiv begann ich mich mit der Kampf-Situation auseinanderzusetzen: Was würde es für mich bedeuten, einen Kampf zu führen? Passt Kämpfen überhaupt zu mir? Wenn über Monate Krieg in mir ist, werde ich dann nicht allzu schnell müde, weil ein Krieg immer schwächt? Gibt es dann nicht auch große Verluste auf der guten Seite? Bleibt mir Lebensqualität, wenn ich kämpfe? Ein Hochleistungssportler sagte mir einmal: »Aber wir kämpfen auch«, und ich erwiderte: »Doch nicht unentwegt.« Kämpft ein Krebskranker dann Tag und Nacht, immer in der Angst, dass ihn nicht doch der Feind hinterhältig niedermacht? Wenn ich kämpfe und nicht siege, dann sterbe ich … Das wäre zumindest die logische Schlussfolgerung. Die Kriegsstrategie behagte mir nun ganz und gar nicht. Ich wollte nicht auf Leben und Tod kämpfen, nicht auf ein Endziel, auf einen Tag hinarbeiten. Nein, ich wollte leben um des Lebens willen und nicht, um nicht sterben zu müssen! Viele Ärzte sagen dem Patienten: »Augen zu und durch. Das schaffen Sie schon. Und wenn dann in einem halben Jahr alles vorbei ist, beginnt wieder das Leben, Sie werden sehen.« Die Angehörigen stimmen dem meistens fleißig zu. In einem halben Jahr erst wieder leben? Wer sagt mir überhaupt, dass ich in einem halben Jahr noch lebe? Was ist mit der kostbaren Zeit dazwischen? Ist nicht das Heute mitentscheidend für das Morgen? Ist der Augenblick nicht das Wertvollste, das wir haben? Wenn ich heute nicht »lebe«, wie soll ich dann morgen »leben« und wie in einem halben Jahr? Habe ich nicht eine viel größere Chance, dass es mir nach der Therapie schnell wieder gutgeht, wenn es mir gelingt, bereits während der Behandlung zu »leben«?

Kann ich das Bild nicht verändern und mit meinem Krebs und der Chemotherapie eine friedliche Balance in mir schaffen?, fragte ich mich. Ich wollte doch auf der Seite des Lebens stehen und nicht auf der Seite des Leids. So begann ich, mir eine Vorstellung von dem Krebs, meinem Immunsystem, den Polizisten und meinen Organen zu machen. Durch Lesen hatte ich gelernt, dass die Krebszelle von ihrer Zellstruktur her eher schwach ist, wesentlich schwächer zumindest als die gesunde Körperzelle. Dementsprechend stellte ich sie mir schwächlich vor, ganz im Gegensatz zu meinen Leukozyten, den Polizisten, die vor Kraft und Stärke strotzten. Ich wusste aber auch, dass die Krebszelle das Bestreben hat, unsterblich sein zu wollen. Sie teilt sich unaufhörlich, der Zelltod tritt nicht ein, so dass ein Tumor entstehen und schließlich in das gesunde Gewebe eindringen und es zerstören kann. Wenn sich die Krebszelle diese

Eigenschaften aneignet, dachte ich, dann ist sie ja möglicherweise unheimlich intelligent. Will ich sie bekämpfen, wehrt sie sich vielleicht und wird immer bösartiger! Ich würde mir ja auch alle möglichen Strategien einfallen lassen, sollte mir jemand mein Leben nehmen wollen. Aber ich wollte nicht töten, sondern gemeinsam mit der modernen Medizin mein Problem durch Liebe lösen. Ich überlegte, was ich tun könnte, um die Krebszellen am Leben zu lassen, ohne dass sie mein Leben bedrohen würden. Man stelle sich die ganzen Abläufe im eigenen Körper einmal energetisch vor. Wir verfügen über ein riesiges Energiekraftwerk. Jede einzelne unserer siebzig Billionen Zellen ist energiegeladen, auch die Krebszelle. Was wäre, wenn ich zu ihr sagte, dass ich sie auflösen müsste, sie dann aber in Form von Energie weiterleben könnte, um nicht mein Leben zu bedrohen und schließlich selbst sterben zu müssen? Auflösen und dennoch weiterleben, das gefiel mir. Und mit ihr zu sprechen, das schien mir auch eine gute Idee. Ich schaffte mir eigene, innere Bilder von meinem Krebs sowie meinen Polizisten, den weißen Blutkörperchen, und begann, lange Gespräche mit ihnen zu führen. Meine Organe und Leukozyten bereitete ich auf die Chemotherapie vor und die Krebszellen darauf, dass sie bald aufgelöst würden. »Keine Angst, du wirst nicht sterben«, sagte ich der Krebszelle, »deine Energie wird erhalten bleiben und meinen weißen Blutkörperchen, also uns, zugutekommen. Nur so wirst du weiterleben können. Denn sollte ich wegen dir sterben, würdest du ebenso dein Leben verlieren.«

All diese Gedanken und Überlegungen führten letztendlich zu der festen Entscheidung, das Beste aus der mir bevorstehenden Zeit zu machen, alle mir zur Verfügung stehenden Möglichkeiten zu nutzen, aus ihnen zu schöpfen, um das Heute und nicht erst das Morgen erleben zu können. Und – vielleicht würde ich ja sogar gesund.

Ich entschied mich für den Frieden. Die Krebszellen würden aufgelöst und in Form von gesunder Energie weiterleben. Und wenn ich mir die Therapie zum Freund mache, dachte ich in jener Nacht, dann werde ich sicher versuchen, mich mit ihr zu vertragen, auch wenn wir uns mal streiten …

Vielleicht ist meine Art und Weise, den Krebs und die Therapie zu betrachten und anzunehmen, für einige Menschen befremdlich. Manchen mag sie sogar makaber vorkommen. Es ist auch bestimmt nicht jedermanns Sache, sich eine Chemotherapie zum Freund zu machen und den Krebs mit Güte zu betrachten, gar mit ihm zu sprechen; doch warum sollte man nicht über diese mögliche Betrachtungsweise einmal nachdenken – verlieren kann man dadurch nichts, nur gewinnen.

Selbstverständlich – und das möchte ich an dieser Stelle unbedingt erwähnen – ist es nicht so, dass aufgrund positiver Gedanken wie durch Zauberhand keine Nebenwirkungen der Therapie mehr eintreten werden, es uns die ganze Zeit über gutgeht, als wäre nichts geschehen, und wir auf jeden Fall genesen werden.

»Ja, was erreichen Sie eigentlich ganz konkret durch Ihre Gedankenarbeit?«, fragen mich manchmal Gesunde, vor allem Männer, die dieser Strategie skeptisch gegenüberstehen. Dabei geschieht Ähnliches wie bei dem Placebo-Effekt: Durch den Glauben an die Therapie vertragen wir sie besser, und dadurch kann sogar ihre Wirksamkeit verstärkt werden. Für diejenigen, die einen sichtbaren Beweis brauchen, weil ihnen das, was ich bisher beschrieben habe, viel zu esoterisch anmutet, möchte ich die Wirkung von Vorstellungsbildern und positiven Entscheidungsprozessen noch einmal ganz pragmatisch in Bezug auf Chemotherapie und Verträglichkeit verdeutlichen. Ähnlich wie bei einer Rechenaufgabe mit mehreren Unbekannten folgt das Ergebnis aus den vielen einzelnen entscheidenden Schritten. Wie, das möchte ich nun anhand meines Aufenthaltes im Tumorzentrum erzählen.

Die Aufklärung durch den Arzt

Die erste erschütternde »Nebenwirkung«, die ich wenige Minuten nach meiner Ankunft auf der onkologischen Station zu spüren bekam, traf mich wie ein Schlag. »Ihre Erkrankung ist in diesem Stadium nicht mehr heilbar«, begrüßte mich eine junge Ärztin, ihren Blick auf meine Krankenakte gerichtet. »Das muss ich Ihnen sagen«, fügte sie hinzu. Nicht mehr heilbar? Unverzüglich wich das Blut aus meinem Kopf, und meine Beine wurden schwer wie Blei. Mir schwindelte, und ich glaubte, in Ohnmacht zu fallen. Aber das kann doch nicht sein. Nicht mehr heilbar?! Wieso … Weshalb bin ich hier … Warum dann Chemo? Ich hab sie mir doch zum Freund gemacht … Ich strebe doch Heilung an. Los, frag sie, was sie damit sagen will, wie sie das meint. Frag!, schrie meine innere Stimme nun unüberhörbar. »Warum bin ich überhaupt hier und bekomme eine Chemotherapie, wenn ich nicht mehr gesund werden kann?«, platzte es aus mir heraus, und aus lauter Angst vor der Antwort schlug mein Herz mir bis zum Hals. Zunächst stutzte die Ärztin, schaute mich an, zog dann ihre Schultern hoch und versuchte, ihre Äußerung zu entschärfen, indem sie mir erklärte, dass Heilung ein dehnbarer Begriff sei. Nach den heutigen medizinischen Erkenntnissen würde ich eben aufgrund meines schon weit fortgeschrittenen Tumors mit sehr großer Wahrscheinlichkeit ein Rezidiv bekommen, aber wann, das könne sie mir nicht sagen. »Sie können jetzt bereits Metastasen haben«, meinte sie, »aber vielleicht auch erst nach der Therapie oder in einem halben Jahr …« Ein halbes Jahr? Jetzt war April. Ich sah die einzelnen Monate und Tage vor mir davonrasen. Sechs Monate? Die gehen viel zu schnell vorüber, dachte ich. Dann ist noch nicht einmal Weihnachten. Ich wurde ein wenig forscher und fragte, ob ich denn auch noch ein Jahr ohne Metastasen leben könnte. Daraufhin erwiderte sie, dass durchaus auch zwei Jahre möglich seien. »Sind denn auch drei Jahre möglich?«, fragte ich weiter. »Ja, manche Patienten kommen nach fünf Jahren zur Nachuntersuchung und sind rezidivfrei«, erwiderte sie. Schließlich ergab sich durch Frage und Antwort eine Art von Versteigerung meiner Lebenserwartung, und ich erhielt den Zuschlag für bis zu vierzig weitere Jahre. Wie es sich in dieser Situation anfühlte, vielleicht sogar noch achtzig Jahre alt werden zu können, kann ich kaum beschreiben. Irgendwie erschien mir das Ratespiel um Überlebenszeit ein wenig wahnwitzig, und so schlich sich schließlich ein Fünkchen Humor in meine Gedanken: Wahrscheinlich wirst du erst als geheilt gelten, wenn du an etwas anderem stirbst als an Krebs.

»Ihre Erkrankung ist in diesem Stadium nicht mehr heilbar.« Diese Aussage hatte mir sofort den Boden unter den Füßen weggerissen. Hätte ich nicht auf mein Unverständnis, das plötzliche Gefühl der Ohnmacht gehört und die Frage gestellt, warum ich dann überhaupt noch Chemo bekäme, wäre ich mit diesem Satz der Ärztin in meinem Herzen durch die monatelange Therapie gegangen. Heute frage ich mich, ob ich alles so gut vertragen, so viel Lebensqualität gehabt hätte, wenn ich die Aussage der Ärztin nicht hinterfragt hätte. Wie kann ich an die Wirksamkeit einer Chemotherapie glauben, wenn ich von vornherein als unheilbar krank von den Medizinern eingestuft werde? Kann ich die Therapie unter diesen Vorzeichen noch als Freund betrachten? Suche ich dann noch nach Lebensqualität und Lösungen, wenn Nebenwirkungen eintreten? Wie schon mehrmals erwähnt, Hoffnung ist unentbehrlich für das Leben! Aus »Das Recht der Sterbenden« von David Kessler möchte ich zitieren:

> »Die Hoffnung ist ein Weg und kein Ziel. Ihr Wert liegt in der Erforschung. Die Hoffnung macht die Art und Weise aus, wie wir leben, und der Weg der Hoffnung sollte uns bis zu unserem Ende begleiten.«

Ich glaube, dass es mir auch deshalb möglich gewesen ist, meine Gefühle in diesem Moment zu beachten und sie vor der Ärztin auszudrücken, weil ich mich zuvor so intensiv mit der Krankheit, der Therapie und dem Heil-Werden auseinandergesetzt habe. Durch Gedankenarbeit und Vorstellungsbilder hatte ich mich regelrecht programmiert, war wie geimpft, so dass ich mich vehement wehrte und mich selbst beschützte, um nicht die Opferrolle anzunehmen.

Es ist so wichtig für den Erkrankten, sofort zu reagieren, sollte ihm durch die Aussage eines Arztes die Hoffnung genommen werden. »Und wenn Sie, um sich Gehör zu verschaffen, ihn am Kittel festhalten müssen«, empfehle ich traumatisierten

Patienten – das habe ich selbst aus Verzweiflung heraus auch einmal getan.

Von zahlreichen Betroffenen habe ich aus Briefen und Erzählungen erfahren, dass es ihnen in solchen Momenten nicht gelungen ist, irgendetwas zu sagen. Viele haben vor dem Arzt zu großen Respekt, andere wiederum sind derart geschockt, dass es ihnen einfach die Sprache verschlägt. Danach werden sie von den Nebenwirkungen des Gespräches gequält, Hoffnungslosigkeit und Angst werden immer größer. Die Folgen können verheerend sein. Es ist hilfreich, wenn ein Angehöriger oder Freund bei den wichtigen, aufklärenden Arztgesprächen mit dabei ist. Sie fühlen meistens ähnlich wie der Erkrankte, aber sie haben oftmals weniger Hemmungen, die Aussagen des Mediziners zu hinterfragen. So erzählte mir eine an Brustkrebs erkrankte Frau: »Ich war derart entsetzt, als der Arzt mich über meine Krankheit und meine statistische Lebenserwartung aufklärte, dass ich gar nichts mehr sagen konnte. Mein Mann aber war mit dabei, er hat alle Fragen von meinem Herzen ablesen können und sie dann selbst dem Arzt gestellt. Zum Schluss wirkte das Gespräch längst nicht mehr so bedrohlich auf mich. Wäre mein Mann nicht an meiner Seite gewesen, ich weiß nicht, wie ich das überstanden hätte.«

Warum äußern sich viele Mediziner so häufig auf derart entmutigende Weise? Wie kommt es, dass sie schon bei der Begrüßung unser Leben als verloren erklären?

Wie in dem Kapitel »Lebensqualität im Krankenhaus« bereits beschrieben, sind Ärzte dazu verpflichtet, die Diagnose dem Patienten mitzuteilen und mit ihm über das Ausmaß seiner Erkrankung zu sprechen. Es hat schon Fälle gegeben, in denen die Angehörigen nach dem Tod des geliebten Menschen mit schweren Vorwürfen und Beschuldigungen auf den Arzt losgegangen sind, weil sie über die Ernsthaftigkeit der Erkrankung nicht aufgeklärt waren. Zahlreiche Prozesse sind deswegen bereits geführt worden.

Andererseits wollen sicherlich viele Mediziner nicht den Druck, die Erwartungshaltung des Patienten aushalten müssen, wenn sie heilen sollen, aber noch nicht über das Standardmittel gegen Krebs verfügen. Sie wollen sich selbst schützen und nicht dafür verantwortlich sein, wenn die Therapie nicht die gewünschte Wirkung zeigt. Das ist völlig verständlich, denn das ist eine Verantwortung, die niemand alleine trägt. Vielleicht befinden viele Ärzte sich deswegen häufig in einer regelrechten Pattsituation, die sie aber, meiner Meinung nach, unbedingt dem Patienten gegenüber verständlich und partnerschaftlich erklären sollten. So hätte die Ärztin mir zum Beispiel sagen können, dass sie und ihre Kollegen im Zentrum alles in ihrer Macht Stehende tun würden, um mir zu helfen, dass sie mir aber nicht versprechen können, wieder gesund zu werden, da meine Erkrankung bereits weit fortgeschritten sei. Mit dieser schonenden Aufklärung hätte sich die Ärztin selbst entlastet, und mir wäre der Boden unter meinen Füßen geblieben. Direkt mit einem Rezidiv oder dem Tod zu »drohen«, empfinde ich als sehr unproduktiv, eben Hoffnung nehmend und folglich heilungshemmend.

Mediziner müssen ein Gespür dafür entwickeln, die Signale des Patienten verstehen zu lernen. Stellt ein Patient angsterfüllt dem Arzt die Frage: »Herr Doktor, wie viel Zeit bleibt mir noch?«, dann ist es doch sehr fraglich, ob er tatsächlich eine konkrete Zeitangabe über sein Ableben hören möchte. Jetzt hat der Arzt noch die Möglichkeit zu relativieren; er kann zum Beispiel antworten: »Ich muss Sie darüber aufklären, dass Ihre Situation schon ernst ist. Aber Leben ist immer ungewiss, und ein Unglück kann zu jeder Zeit passieren. Niemand wird Ihnen voraussagen können, wie lange Sie noch leben werden. Es gibt ehemalige Patienten, die hatten eine schlechte Prognose, und trotzdem straften sie alle Statistiken Lügen und leben. Dann gibt es wiederum solche, die man geheilt glaubte, und sie sind binnen kurzer Zeit an einem Rückfall gestorben. Ich werde aus medizinischer Sicht das Bestmögliche für Sie tun und bin immer für Sie da.« Genau diese mutmachenden, voller Anteilnahme wärmenden Worte, die nichts beschönigen und der Wahrheit entsprechen, hatte mir einmal ein Onkologe im Zentrum gesagt, als ich seinen Zuspruch suchte, bevor er die Infusionen für den zweiten Chemokurs legte. Ich habe seine Worte hernach aufgeschrieben, und es ist mir ein Bedürfnis, sie nun an den Erkrankten, seine Angehörigen wie auch an die Mediziner weitergeben zu können. Wenn der Erkrankte unbedingt seine statistisch definierte Überlebenszeit wissen möchte, so sollte der Arzt darauf eingehen, vielleicht aber mit dem Zusatz der eben beschriebenen Relativierung.

Nebenwirkungen treten ein

Den ersten Chemokurs hatte ich recht gut vertragen. Kurz bevor die ersten Infusionen laufen sollten, informierte ich die Ärzte von meinem Vorhaben, die Therapie nicht als Gift zu betrachten, sondern sie mir zu meinem besten Verbündeten zu machen. »Ich werde sie als Freund willkommen heißen«, erklärte ich. Das empfanden sie zunächst als etwas befremdlich. Ich verdeutlichte, dass ich durch dieses freundschaftliche Bündnis die Nebenwirkungen gering halten und die Wirksamkeit erhöhen wollte. Ich sagte ihnen aber auch, dass das nur funktionieren würde, wenn wir gemeinsam im Team arbeiteten. Ich wünschte die geeigneten Gegenmittel bei Übelkeit und sonstigen möglichen Nebenwirkungen. »Ich will die Chemo, aber auch Lebensqualität«, forderte ich. Diese Einstellung fanden sie nachvollziehbar und versicherten mir, dass ich die besten Medikamente, einige bereits vorab, gegen Übelkeit bekommen würde. Sollten Probleme auftauchen, könnte ich mich immer an sie wenden. Ich hatte zwar am nächsten Tag eine Psychologin an meinem Bett, aber für verrückt hatte mich doch niemand gehalten. Im Gegenteil, als ich später zum Ende der Therapie den mutmachenden Patientenbrief »Entscheiden Sie sich für das Leben« geschrieben habe, den Vorläufer meines ersten Buches, wurde dieser zuallererst für das Tumorzentrum gedruckt und auf allen Stationen ausgelegt.

An dieser Stelle möchte ich erklären, warum ich die Ärzte mit ins Boot genommen, ihnen von einer meiner Strategien erzählt habe. Sie sollten wissen, dass auch ich mir Gedanken um meine Genesung machte, dass nicht nur sie allein Verantwortung trugen, sondern ich ebenso. Ich äußerte ihnen gegenüber meine Wünsche und Vorstellungen bezüglich der zukünftigen Zusammenarbeit – schließlich ging es doch um mein Leben. Ich forderte alle Befunde in Kopie und informierte sie, dass ich mir eine Akte für sämtliche Arztberichte, Labor-, radiologische und pathologische Befunde angelegt hatte. Ich empfehle jedem Erkrankten, sich die Befunde aushändigen zu lassen und diese gut aufzubewahren. Auch alle Röntgen-, CT- oder MRT-Aufnahmen sind am besten in den Händen des Patienten aufgehoben. In großen Kliniken kommen Bilder oft abhanden. Heute begrüßen die meisten Mediziner die aktive Mitarbeit des Patienten, denn sie kann ihnen eine Menge Arbeit ersparen, und Fehler können vermieden werden.

Zum einen habe ich mich aktiv darum gekümmert, dass die Verständigung zwischen den Ärzten und mir funktionierte, zum anderen habe ich aber auch einen Teil der Verantwortung, nämlich die Durchführung der Therapie, ganz bewusst an meinen behandelnden Onkologen abgegeben und ihm gesagt: »Ich vertraue Ihnen. Arbeiten Sie hundertprozentig, und ich werde auch alles dafür tun, um wieder gesund zu werden.« Ich wusste mich in einem der besten Zentren Deutschlands und fühlte mich gut aufgehoben. Also hinterfragte ich nicht jedes einzelne Medikament, das ich bekommen sollte, seine Dosierung oder die Abstände der Kurse. Ebenso wenig forschte ich im Internet nach Kliniken, die »meine« Tumorart und das fortgeschrittene Krankheitsstadium vielleicht anders behandelten. Ich glaubte an die Ärzte und an die Wirkung der Therapie. Nur dadurch hatte ich Ruhe und Gelassenheit, die Behandlung durch meine eigene Arbeit zu ergänzen und viele Momente im Kreise meiner Familie mit Freude erleben zu können. Je mehr Meinungen man einfordert, desto unterschiedlicher können diese ausfallen. Dann kann es geschehen, dass wir gestresst und verwirrt mit unterschiedlichen Aussagen kämpfen, weil wir uns nicht entscheiden können. Wir verlieren das Vertrauen in die Medizin und bleiben in dem Wust von Informationen regelrecht stecken. Es gibt eben noch nicht die Standardtherapie gegen Krebs. Entscheidend ist, dass wir uns vorab, vor Beginn einer Behandlung, unbedingt informieren müssen, welche Ärzte die für die Erkrankung notwendige Kompetenz und Erfahrung haben. Und nur von diesen sollten wir uns behandeln lassen.

Ein gutes Verhältnis zwischen dem Patienten und seinen behandelnden Ärzten, das von beiden Seiten her aufgebaut werden muss, halte ich für die Grundvoraussetzung eines Therapieerfolges. Der Erkrankte sollte dem Arzt vertrauen, ohne aber dabei seine Unabhängigkeit zu verlieren. Der Arzt sollte seine Stärke, Heilkraft und Menschlichkeit in die Behandlung einbringen, der Patient wiederum seine Stärke, sein Wissen und seine eigene Heilkraft, damit beide gemeinsam im Team für die Genesung wirken können.

Als ich mich den Ärzten mitteilte und sie mir versicherten, dass sie sich bemühen würden, meine Lebensqualität mit entsprechenden Medikamenten zu sichern, war ich ungemein beruhigt und konnte mich meinen »Aufgaben« zuwenden. Nach dem zweiten Chemokurs jedoch – ich erhielt die Therapie stationär alle zwei Wochen an zwei aufeinanderfolgenden Tagen – bekam ich die ersten unangenehmen Nebenwirkungen der Medikamente zu spüren. Der Magen tat mir weh, und als meine Leukozyten auf Werte um die fünfhundert abfielen, normal sind (je nach Labor) viertausend bis zehntausend, begann sich die Mundschleimhaut zu entzünden. Das war sehr schmerzhaft, und manchmal konnte ich mit der Zunge nicht einmal mehr durch meinen Mund fahren. Jede Berührung, ob am Gaumen oder an den Zähnen, war schmerzhaft. Bald konnte ich nicht mehr schlafen, und alles schmeckte nur noch nach Maggi. Zu der Zeit war ich sehr abgemagert, durfte aber auf keinen Fall weiter Gewicht verlieren. Das war auch eine große Sorge meiner Eltern. »Kind, du musst essen, essen, essen«, sagten sie mir immer wieder. Alle wollten mir etwas Gutes tun, ich bekam die unterschiedlichsten Frucht- und Gemüsesäfte geschenkt, weil mir doch die Vitamine guttun würden. Vollwertkost sollte ich essen, ich müsste doch auf eine gute Ernährung achten während einer solch harten Therapie. Ich trank und aß, so gut ich konnte, aber die Nebenwirkungen wurden immer schlimmer. Gerate ich jetzt auf den Weg des Leids?, dachte ich eines Nachts, als ich mal wieder nicht schlafen konnte. Genauso wurden die Nebenwirkungen in den Broschüren beschrieben. Hatte ich denn geglaubt, davon verschont zu bleiben? Ich spürte Wut und Enttäuschung. Jetzt werde ich wohl die nächsten Monate dahinsiechen. Meine Gedanken wurden immer negativer und kleideten meine Zukunft in ein düsteres Gewand. Plötzlich wurden die Magenschmerzen so heftig, dass ich nicht mehr im Bett liegen bleiben konnte. Ich stand auf, zog mir Socken an und ging hinunter in unser Wohnzimmer. Tränen rannen mir über die Wangen. Ich wollte das alles nicht mehr. Gekrümmt saß ich auf dem Sofa und überlegte verzweifelt, was ich gegen die Schmerzen tun könnte. Vielleicht sollte ich meinen Magen mal fragen, was er jetzt brauchte, kam es mir in den Sinn. Ohne groß darüber nachzudenken, legte ich meine Hände beschützend über meinen Bauch, fühlte mich gedanklich in ihn hinein und begann, mit ihm zu sprechen: »Hörst du mich? Bitte, vertrag dich wieder mit Zellos. Er ist doch nur vorübergehend da und wird bald wieder gehen. Aber sag mir, was kann ich dir jetzt Gutes tun?« Natürlich hatte mir mein Magen keine direkte Antwort geben können. Aber ich stand auf, ging in die Küche und schaute in die Schränke, auf der Suche nach etwas Essbarem, das mir jetzt bekommen würde. Ich griff nach einer Packung Zwieback, wärmte eine Tasse Milch auf und schüttete auf einem Teller alles zusammen, ganz so, wie ich es als Kind immer gemocht hatte. Darüber kam dann noch eine Prise Zucker. Genüsslich begann ich nun, diesen wärmenden Brei mitten in der Nacht zu verspeisen. Meine Magenschmerzen beruhigten sich und hörten fast ganz auf. Ich ging zurück ins Bett und schlief sogleich ein. Am nächsten Morgen dachte ich über mein nächtliches Erfolgsergebnis nach und entschied, von nun an ganz bedacht meine Speisen und Getränke selber auszuwählen. Immer wieder fragte ich meinen Magen: »Willst du jetzt Obstsaft? Willst du wirklich Vollkornbrot?« – »Nein«, kam immer wieder als innere Antwort. Ich entwickelte ein Gespür für meinen Magen und verstand, dass die gesunden Speisen vorübergehend überhaupt nicht von ihm und mir geschätzt wurden. Aber ich hatte Appetit auf Weißbrot mit viel Butter sowie auf Nudeln und Reis mit holländischen Saucen. Zwieback aß ich so häufig wie möglich als Zwischenmahlzeit. Normalerweise ungesunde Lebensmittel waren jetzt gerade richtig für mich. Als Getränk bekam mir am besten lauwarmer Fencheltee. Bald hatte ich kaum mehr Magenschmerzen und auch keine Angst davor, diese Nebenwirkung nicht selbst in den Griff bekommen zu können. Um nicht weiter an Gewicht zu verlieren, aß ich regelmäßig kleine Portionen. Eiscreme wurde während der Therapie, die sich bis in den Sommer hineinzog, zu einer meiner Lieblingsspeisen. Sie war kühlend, auch besonders mild für meine Schleimhäute und zudem noch sehr kalorienreich. Fast jeden Tag verzehrte ich einen Viertelliter Speiseeis. Die große Sorge meiner Familie, dass ich zu mager würde, konnte ich ihr bald abnehmen, denn langsam, aber stetig nahm ich zu.

Wenn meine Leukozyten ihren Tiefststand erreicht hatten und sie trotz Wachstumsfaktoren (Spritzen mit einem Wirkstoff, der im Knochenmark die Bildung der Leukozyten anregen soll) zwischen den Chemokursen nicht mehr richtig ansteigen wollten, entzündete sich meine Mundschleimhaut. In dieser Zeit konnte ich kaum noch etwas essen. Die Ärzte empfahlen mir Mundwasser, aber die meisten pharmazeutischen, handelsüblichen Präparate waren viel zu scharf. Zehn verschiedene Sorten Mundwasser hatte ich bestimmt schon ausprobiert, als mir eines Nachmittags einfiel, dass mir vielleicht eine Betroffene, die die ganze Sache bereits hinter sich hatte, helfen könnte. Ich rief eine größere Selbsthilfegruppe in unserer Umgebung an und schilderte mein Problem. Am selben Tag noch bekam ich einen Rückruf, dass viele Frauen gute Erfahrungen mit selbstaufgebrühtem Salbeisud gemacht hätten, den man mehrmals am Tag gurgeln sollte. Ich probierte – und es wirkte! Salbeisud war wie ein Wunderwasser. Meine lädierten Schleimhäute beruhigten sich sehr schnell und heilten ab. Ich fand heraus, dass eine penible Mundhygiene, das heißt regelmäßiges Zähneputzen nach jeder Mahlzeit mit einer weichen Zahnbürste und einer milden Zahnpaste sowie anschließende Salbeispülungen, des Übels Lösung waren. Den Salbeisud füllte ich in Charlottes altes Nuckelfläschchen, so dass ich dieses wunderbare Heilmittel überallhin problemlos mitnehmen konnte.

Einige Patienten haben mir erzählt, dass Gurgeln mit Aloevera-Tropfen ebenfalls sehr schnell gegen Entzündungen im Mund helfen würde.

Es ist ganz besonders wichtig, darauf zu achten, dass man während der Therapie nicht zu viel an Gewicht verliert. Am besten, man nimmt gerade in dieser für den Körper sehr belastenden

Zeit überhaupt nicht ab. Energieverlust jeglicher Art ist nicht gut. Ungefähr achtzig Prozent der Tumorpatienten leiden an ungewolltem Gewichtsverlust, und mindestens zwanzig Prozent der Erkrankten sterben an der tumorbedingten Kachexie (Auszehrung). Viele Mediziner nehmen das Problem immer noch nicht ernst genug, und meist wird es von ihnen viel zu spät erkannt. Deshalb ist es so wichtig, dass Erkrankte und deren Angehörige die Gefahr nicht unterschätzen, wachsam bleiben und rechtzeitig handeln.

Durch das Nicht-essen-Wollen und -Können entsteht häufig ein Teufelskreis, aus dem man nicht so leicht ausbrechen kann. Der Patient isst nicht und wird dadurch immer schwächer, weniger belastbar, er verträgt die Therapie schlechter, Depressionen stellen sich ein, und das Gefühl, nicht mehr gesund zu werden, wird immer bedrohlicher. Es ist leider wahr, dass das Essen während der Chemotherapie nicht schmecken und sogar weh tun kann. Umso wichtiger ist es, mit dem Arzt darüber zu sprechen, nach Lösungen zu suchen und Speisen auszuwählen, die bekömmlich sind. Wenn der Erkrankte selbst nicht dazu in der Lage ist, sollten sich die Angehörigen darum kümmern und mit ihm gemeinsam einen Speiseplan entwerfen, um dann entsprechend einzukaufen. Entscheidend für diese Zeit ist, gut verträgliche Nahrungsmittel auszuwählen und nicht unbedingt gesunde, wie das meine Familie für richtig gehalten hatte. Als oberstes Gebot gilt, dass der Erkrankte nur das isst, was ihm bekommt. Die Angehörigen sollten auf keinen Fall den Fehler begehen, ihn zum Essen zu zwingen. Sie können ihn nur begleiten und unterstützen, in Absprache mit ihm die Lebensmittel einkaufen und die Mahlzeiten zubereiten. Sie können die Gerichte in kleine schmackhafte Portionen unterteilen und für ihn zurechtstellen; aber der Erkrankte muss selbst entscheiden dürfen, ob und wann er sie isst. Die Verantwortung für sein Leben darf ihm nicht abgenommen werden. Sonst kann es nämlich geschehen, dass er – nun in der Opferrolle – gar nicht mehr essen will und die Angehörigen – die Retter – sich mit ihm darüber erzürnen; so entsteht nicht selten ein sehr ungesundes Miteinander voller Unverständnis.

Ich erinnere mich noch sehr gut daran, dass ich als Kind umso vehementer meine Mahlzeiten verweigerte, je mehr meine Mutter sie zum Thema machte und mich fast zum Essen zwang. Ich musste häufig so lange am Tisch sitzen bleiben, bis ich aufgegessen hatte. Volle Teller, mit Gemüse, Fleisch und Kartoffeln darauf, wurden mir zum Gräuel, und wenn es eben nur ging, drückte ich mich davor. Ich war zwar noch ein Kind und musste lernen, was mein Körper an gesunder Nahrung brauchte, aber es war wohl die fehlende Entscheidungsfreiheit, die mich in eine Trotzhaltung gedrängt hatte.

Wenn Erwachsene schwer erkranken, werden sie häufig von ihrer Familie wie Kleinkinder behandelt und fast entmündigt. Mir hat einmal eine an Eierstockkrebs erkrankte Frau erzählt, dass ihr Mann sämtliche Entscheidungen während der Therapie für sie getroffen hätte. »Er hat mir die Medikamente zusammengestellt und genau festgelegt, wann ich sie nehmen sollte. Peinlich genau achtete er darauf, und war eine Tablette einmal nicht geschluckt, weil ich sie zum Beispiel nicht auf nüchternen Magen nehmen wollte, hat er ein Riesentheater gemacht. Dann nahm ich sie und bekam Bauchschmerzen. Er bestimmte meine Schlaf- und Essenszeiten und entschied auch, wann ich was und wie viel tun durfte. Monate ging das so, bis ich mich irgendwann todkrank fühlte und glaubte, mein Leben verloren zu haben. Ich wurde depressiv und konnte die Hilfe meines Mannes nicht mehr ertragen. Er reagierte darauf mit Aggressionen und beschimpfte mich, dass ich undankbar sei. Dann bekam ich auch noch Schuldgefühle. Es war die Hölle. Erst das Gespräch mit einem Psychologen hat mir die Augen geöffnet, und ich verstand, dass mich nicht die Krankheit und die Therapie derart geschwächt hatten, sondern ich durch die ununterbrochene Bevormundung meines Mannes und sein Bestreben, mein Leben zu kontrollieren, meine Entscheidungsfreiheit, meinen eigenen Willen, meine Wünsche und Träume verloren hatte.« Selbstverständlich wollte der Mann nur das Beste für seine Frau und alles tun, um sie wieder gesund zu machen. Doch genau diese Absicht trieb ihn in die Rolle des Retters und seine Frau in die des hilflosen Opfers. Er wollte ganz besonders gut auf sie aufpassen, und sie konnte nichts mehr für sich selbst entscheiden. Rettungsversuche sind meistens zum Scheitern verurteilt.

Wenn Angehörige meinen, dass es in solch schwierigen Situationen kein richtiges oder falsches Verhalten gäbe – das höre ich hin und wieder –, so bin ich anderer Meinung. Weil wir nicht gelernt haben, wie wir in so einer Krise langfristig am besten miteinander umgehen sollen, handeln wir meist aus dem Bauch heraus und hinterfragen nicht unser Tun. So kann es geschehen, dass wir eben doch vieles falsch machen. Gerade weil sich der mögliche Heilungsprozess bei einer Krebserkrankung über längere Zeit erstrecken kann, denke ich, dass es unerlässlich ist, immer wieder darüber nachzudenken, wie man dem Erkrankten und sich selbst am besten helfen kann.

Eine weitere Nebenwirkung der Krebserkrankung, unter der nicht nur die Erkrankten, sondern auch deren Angehörige häufig zu leiden haben, ist der Schlafmangel. Erzählten mir früher meine Freunde von schlimmen Auswirkungen ihrer Schlafstörungen, so konnte ich mich nur mit Mühe in ihre Lage versetzen und ihnen auch keine Tipps geben. Dieses Problem war mir nicht bekannt, denn ich hatte einen gesunden Schlaf, der sofort kam, wenn ich ihn suchte, die ganze Nacht lang währte und sich am Morgen erst wieder verabschiedete. Als ich allerdings die erste Chemotherapie erhielt und in die Wechseljahre hineinkatapultiert wurde, änderte sich das schlagartig. Danach konnte ich weder ein- noch durchschlafen. Die erste Zeit zehrte der Schlafmangel derart an meinen Kräften, dass ich die Onkologen um Rat bat. Sie verordneten mir ein Schlafmittel. Fast zwei Wochen lang nahm ich dies dankbar an und ein. Viele Erkrankte, die sich in Therapie befinden, haben Angst, zusätzlich Medikamente einzunehmen, weil sie ihren Körper nicht noch weiteren Strapazen aussetzen möchten. Schlafmittel sollten auch nicht über einen zu langen Zeitraum eingenommen werden, aber vorübergehend können sie wirklich ein Segen für Körper und Geist sein. Zu bedenken ist, dass Schlafmangel schwerwiegende Störungen von Körper und Psyche nach sich ziehen kann, so dass ein Abwägen mir sinnvoll erscheint.

Bevor ich das Schlafmittel absetzte, informierte ich mich bei einem Schlafforscher, was ich selber tun könnte, um von alleine wieder ausreichend Schlaf zu finden. Er empfahl mir folgendes Schlafprogramm: »Am besten, Sie haben keinen Wecker in Ihrem Schlafraum, damit Sie in der Nacht nicht ständig darauf schauen und feststellen müssen, wie schlecht es wieder um Ihren Schlaf bestellt ist, denn das stresst nur und fördert nicht im Geringsten Ihre Nachtruhe. Die Raumtemperatur sollte nicht über 18 Grad liegen, das Zimmer abgedunkelt und gut durchlüftet sein. Vor dem Schlafengehen bitte keinen anstrengenden Sport mehr machen, keine aufregenden Filme sehen oder spannenden Bücher lesen. Ab dem Nachmittag keinen Kaffee mehr trinken und nur noch leicht verdauliche Speisen essen; Salat und rohes Gemüse am Abend besser meiden, weil sie sehr schwer zu verdauen sind. Weder mit vollem noch mit hungrigem Magen zu Bett gehen. Tagsüber ist es sinnvoll, mehrere Ruhepausen einzulegen, vom ausgiebigen Mittagsschlaf jedoch ist abzusehen. Regelmäßige, tägliche Bewegung an der frischen Luft ist empfehlenswert, denn sie fördert eine natürliche Müdigkeit am Abend. Das Zubettgehen und Aufstehen sollten zu festen Zeiten erfolgen. Schlaffördernd wirken Tees, warme Bäder oder Arzneimittel mit Baldrianwurzel, Melisse, Hopfen oder Passionsblume. Bei längerem Wachliegen in der Nacht ist es ratsam, einfach aufzustehen und ein Glas warme Milch oder Tee zu trinken. Ein Glas Wein oder Bier kann das Einschlafen fördern, mehr jedoch führt zu Schlafstörungen.« Auch heute noch beherzige ich diese Ratschläge, und dadurch sind meine »Schlafkapriolen« nie wieder zu einem Problem geworden.

Trotz der monatelangen Behandlungsphase, der Operationen, trotz Chemotherapie und Bestrahlung habe ich viele unvergesslich schöne Momente mit meiner Familie, aber auch für mich allein erlebt. Natürlich hat es Situationen gegeben, da hätte ich am liebsten alle meine Strategien über Bord geworfen, Augenblicke, in denen ich mir nichts sehnlicher wünschte, als dass mein Leben doch wieder so wäre wie früher. Aber aus diesen Tiefen habe ich meist ziemlich schnell herausgefunden. Manchmal hatte mir eine Bestandsaufnahme vom Hier und Jetzt geholfen, zuweilen war das Weinen hilfreich, und viele Male habe ich mich durch die bewusste Entscheidung für das

Leben von Schmerz, Traurigkeit und Ohnmacht befreien können. Meine intensive Vorbereitung auf diese Zeit – das Arbeiten mit Vorstellungsbildern und Gedankenübungen sowie die Anfreundung mit der Therapie – hatte maßgeblich dazu beigetragen, nicht aufzugeben, als die Nebenwirkungen einsetzten, sondern fürsorglich zu mir selbst zu sein, mit Achtsamkeit Schritt für Schritt weiterzugehen und trotz allem mit viel Lebensqualität und Freude leben zu können. Ich bin sicher, dass meine zahlreichen Entscheidungen, die ich jeden Tag aufs Neue treffen »musste«, den Weg zur Heilung mit geebnet haben.

Wäre es mir nicht gelungen, Lösungen für die einzelnen Nebenwirkungen selbst zu finden, hätte ich mich mit meinem Onkologen oder Hausarzt beraten.

Ich möchte Erkrankte und Angehörige dazu ermutigen, sich die Zeit der Therapie so angenehm wie möglich zu gestalten. Diese Therapie, ehe sie beginnt, in ihrer Vorstellung mit Lebendigkeit und Freude zu füllen und sich vorzunehmen, mögliche eintretende Probleme lösen zu wollen – um des Lebens willen.

Einander helfen

Intensiv unterstützt und begleitet hat mich diese ganze Zeit über meine Familie. Nicht so sehr auf der psychischen Ebene, da war ich ihr einfach weit voraus – ich musste allen Mut machen –, sondern vielmehr, was die Versorgung insgesamt, die Betreuung der Kinder an den Wochenenden, die vielen Fahrten ins Tumorzentrum und zu anderen Ärzten betraf. Wir bildeten ein Team, in dem jeder ganz bestimmte Aufgaben übernommen hatte. Aber auch entferntere Freunde, Nachbarn und Erzieherinnen haben uns helfen können. Mit unserer Kinderfrau Irmchen schrieb ich die Einkaufslisten, und gemeinsam besprachen wir den Tagesablauf, um den sie sich dann tatkräftig kümmerte. Abends kochte Jo für die Kinder, badete sie und brachte sie ins Bett, so dass ich nur noch eine Geschichte zu erzählen brauchte. Er informierte Charlottes und Sebastians Erzieherinnen im Kindergarten über unsere derzeitige Situation wie auch die Lehrerin unseres Erstklässlers Lionel. Wir vereinbarten mindestens einmal im Monat eine Rückmeldung, denn ich wollte wissen, welch einen Eindruck die Kinder außer Haus machten, ob sie auffällig waren, traurig oder aggressiv zum Beispiel. Vor allem aber ersuchte ich die Erzieherinnen um Verständnis und mehr Zuwendung für meine drei in dieser Zeit. Wir fragten Nachbarn und Eltern der Freunde unserer Kinder, ob sie sie vorübergehend mit zum Ballett- und Sportunterricht nehmen würden. Meine Tante erklärte sich gern dazu bereit, mich für die Therapie ins Tumorzentrum hin- und wieder zurückzufahren. Nach dem jeweiligen Chemokurs büchste ich fast jeden Abend aus der Klinik aus und wurde von meiner Familie, von Tanten und Onkeln – ich habe eine ganze Menge davon – zum Essen eingeladen. Fast jedes zweite Wochenende nahmen meine Eltern alle drei Kinder zu sich, von Freitag bis Sonntag. Die Kinder genossen diese Zeit. Meine Eltern hatten das gute Gefühl, etwas für mich und die Kinder tun zu können, ich konnte die Ruhe an diesen Tagen voll ausschöpfen und wusste gleichzeitig, dass meine Brut gerade nach Strich und Faden verwöhnt wurde. An vielen Wochenenden fuhren wir zu meiner Tante und meinem Onkel. Sie leben auf einem ländlichen Anwesen mit Pferden, Ponys, einer frechen Ziege und Katzen – für Kinder ein wahres Paradies. Als der Sommer nahte, liebte ich ganz besonders diese kleinen Sonntagsausflüge dorthin. Ich betrachtete sie als außergewöhnliche Auszeiten und ließ es mir gutgehen. Meist saßen wir Erwachsenen auf der Terrasse, tranken etwas Erfrischendes, aßen gegrillte Steaks mit scharfen, süß-sauren Saucen und schauten dem Treiben meiner Rasselbande zu. Diese Momente waren so leicht und erholsam, dass sie in meiner Erinnerung immer lebendig bleiben werden.

Wenn es mir richtig gutging und meine Leukozyten nicht gerade Tiefstwerte hatten, ich also wieder »unter Menschen« durfte, unternahm ich etwas mit Carmen. Mit ihr konnte ich unbeschwerte Stunden verbringen; wir machten kleine Einkaufsbummel, kauften Sommerklamotten für die Kinder und Hüte für meine Glatze. Sie war so natürlich wie immer, verbarg keine unausgesprochene Angst oder Traurigkeit, und deswegen fühlte ich mich in ihrer Gegenwart wohl auch häufig richtig gesund.

Die ganze Zeit während der Therapie und noch lange darüber hinaus hat mich jeden Morgen meine Schwester angerufen. Sie ist nicht einmal ein Jahr älter als ich, und wir sind von klein auf in unseren schwesterlichen Empfindungen tief miteinander verbunden. Sie hat sehr unter meiner Erkrankung gelitten, was ich erst viel später von ihr erfuhr. Unsere Telefongespräche waren nie besonders lang. Meistens haben wir über ganz alltägliche Dinge gesprochen, über meine oder ihre Kinder, die alle im gleichen Alter sind. Ihre täglichen Anrufe haben mir auf ganz feine Art und Weise gutgetan, sie wirkten wie ein kostbares Geschenk, ein Ausdruck von Liebe.

Meine ganze Familie war unglaublich erleichtert, als sie merkte, dass die schlimmen, gefürchteten Nebenwirkungen gar nicht eintraten und es mir unter der Therapie relativ, manchmal sogar richtig gutging. Nach dem ersten Chemokurs waren alle noch ziemlich skeptisch und rieten mir, mich vorsichtig zu verhalten und nicht zu euphorisch zu werden. Aber spätestens ab dem dritten Zyklus wurden sie zuversichtlicher und lösten sich allmählich von ihrer Vorstellung, dass Chemotherapie ein absolutes Inferno bedeutet. Über unsere Ängste und Traurigkeit haben wir nur selten gesprochen. War ich bei meinen Eltern zu Besuch, so spürte ich aber immer diese Gefühle, die im Raum schwebten und mir manchmal richtig weh taten. Meine Mutter sagte mir noch vor kurzem, dass ihrer Meinung nach in vielen schwierigen Lebenssituationen das Reden keine Lösung sei. »Durch Reden hätten wir doch nichts ändern können. Wir haben aber die Kinder so oft es ging zu uns genommen, und ich glaube, dass wir dir dadurch am meisten haben helfen können. Allein ist man eigentlich immer. Selbst in der innigsten Partnerschaft hat doch jeder seine eigenen Gedanken und Gefühle. Wir können nur füreinander da sein und uns gegenseitig unterstützen.« Ich sehe das etwas anders, denn manchmal hätte ich mit meinen Eltern sehr wohl darüber sprechen wollen, was sein würde, sollte ich doch bald sterben, aber sie waren damals noch nicht so weit.

Wir haben einander geholfen, ohne einzuengen, einander respektiert, ohne verändern zu wollen. Auch wenn ich mich manchmal allein gelassen fühlte, so ermöglichte mir das wiederum, meine eigenen Wege zu gehen – und so war es auch bei den anderen. Zusammen und doch jeder für sich, hat der Einzelne Entscheidungen getroffen, die in ihrer Gesamtheit meine Heilung unterstützten. Wenn ich zurückschaue, sehe ich, dass wir diese schwierige Zeit nicht nur sehr gut gemeistert haben, sondern dass wir durch sie alle ein bisschen näher zusammengerückt sind, uns besser kennen und mehr lieben gelernt haben.

Wieder in den Alltag finden

Mein Mann und ich kommen uns näher

Es war wohl das Selbstbewusstsein, mit dem ich meine Glatze trug, eine von mir ausgehende unglaubliche Stärke, mein inneres Strahlen, wie Jo es nannte, das ihn tief berührte. Er hatte schlimmste Nebenwirkungen der Chemotherapie befürchtet und geglaubt, mich gebrochen, traurig und leidend zu Hause wiederzusehen. Nach dem zweiten Chemokurs, als ich eines Tages munter im Garten Frühjahrsblumen setzte, kam er hinzu und erzählte mir zum ersten Mal, dass er vor vielen Jahren einen guten Freund verloren hatte und miterleben musste, wie er in der Chemotherapie qualvoll verstarb. Diese Erfahrung mit Krebs und Therapie hatte ihn geprägt. Wenige Tage später nahm Jo mich in die Arme und sagte mit Tränen in den Augen, dass er alle meine Bücher, die ich, in einem Extrakoffer verstaut, aus dem Krankenhaus mitgebracht hatte, ebenfalls lesen wollte. »Ich möchte mit dir gemeinsam den Weg gehen und nicht auf der Strecke bleiben. Außerdem«, fügte er hinzu, »damit nicht nur du eine Glatze hast, werde ich mir nun meinen Kopf auch kahlscheren.« Daraufhin ging er ins Badezimmer und rasierte sich die Haare ab. Wie sehr Jo sich im Stillen mit meiner Erkrankung auseinandergesetzt haben muss, wie stark seine Gefühle und groß seine Liebe zu mir doch sind, dass er das für mich tut – nach wochenlangem Rückzug –, dachte ich. Ich war berührt und weinte heimlich.

Die nächsten Wochen verbrachte er damit, ein Buch nach dem anderen zu lesen, und häufig habe ich gesehen, dass er dabei weinte. Jo, überzeugter Realist, Ingenieur von Beruf, beschäftigte sich nun mit der Heilenergie der Liebe, der Macht unserer Gedanken und Vorstellungsbilder sowie Selbstheilungskräften. Manchmal diskutierten wir über die verschiedenen Ansichten der Autoren und darüber, wie wahr es doch ist, dass wir unser Schicksal maßgeblich selbst in der Hand haben. Einmal sagte er, ich sei ein lebendiges Beispiel dafür, dass das, was in den Büchern steht, wirklich funktionieren kann und er sich ohne diesen Beweis das Geschriebene sicherlich nie zu Herzen genommen hätte.

Nach wochenlanger Einsamkeit hatten Jo und ich durch die Lektüre, vor allem aber – da bin ich mir heute ziemlich sicher – durch meine Festigkeit und mein gutes Allgemeinbefinden einen Zugang für ein neues, sehr zaghaftes Miteinander in unserer Partnerschaft gefunden. Zuweilen hatte ich das Gefühl, wir würden uns auf einer anderen, einer, so möchte ich sagen, feinstofflichen Ebene kennenlernen – wie zwei Fremde, die sich das erste Mal begegnen.

Jo erlangte mit der Zeit immer mehr Zuversicht, dass ich es ja vielleicht doch schaffen könnte, und begann, sich langsam wieder mir gegenüber zu öffnen. Er reichte mir die Hand und ich ihm die meine.

Manchmal machte es mich allerdings auch traurig, ängstigte es mich sogar, dass wir erst aufgrund meines stabilen physischen und psychischen Zustands allmählich wieder zusammenfanden. Was wird in Zukunft geschehen, sollte es mir körperlich einmal nicht mehr so gutgehen? Würde mich Jo dann verlassen? Wovor fürchte ich mich eigentlich so sehr, dass ich Schwäche nicht zugeben will? Wie haben Jo und ich uns bisher in Krisensituationen verhalten? Während der durch die Therapie verursachten vielen schlaflosen Nächte dachte ich über unser beider Verhaltensmuster nach. Ich glaube, sie sind eine Folge unserer Erfahrungen in der Kindheit: Auch in früheren Krisen hatte ich immer versucht, den jeweiligen Problemen ins Auge zu schauen und diese dann, wenn möglich, allein und konstruktiv zu bewältigen. Der Gedanke, schwach und hilfsbedürftig, von anderen möglicherweise abhängig zu sein und dadurch die Kontrolle über mein eigenes Leben zu verlieren, war für mich schon immer unerträglich gewesen. Als schwacher Mensch fühlte ich mich nicht liebenswert! Ich brauchte und suchte zwar Nähe und Liebe beim Partner, forderte aber gleichzeitig meine Unabhängigkeit, also Distanz. Jo hatte in unserem bisherigen Zusammenleben bedrohliche Krisen in der Art gemeistert, dass er weiterhin funktionierte, seiner Arbeit nachging, die Familie versorgte und das Haus instand hielt. Gefühlsmäßig aber distanzierte er sich. In Problemsituationen neigte er immer dazu, Verantwortung für das Leben, vor allem was tiefere Lebensfragen, Gefühle und Bindung anbelangt, zu leugnen, diese ganz allein dem Partner, also mir, zu überlassen. Er glaubte sich durch das Aufrechterhalten äußerer Strukturen – was seiner Ansicht nach auch Aufgabe des Mannes ist – in seinem Leben gefestigt. Jo fürchtete aufgrund seiner Kindheitserlebnisse in einer belastenden Familiensituation grundsätzlich eine zu starke emotionale Bindung zu irgendeinem Menschen. Umso mehr würde ihm ein schwacher, vor allem durch Krankheit oder Depressionen hilfsbedürftiger, auf ihn angewiesener Partner bedrohlich werden können. Gefühle wie Angst und Traurigkeit zuzulassen und der Liebe einen bedingungslosen Platz zu gewähren, vermied er dementsprechend. So spielte jeder von uns unbewusst und ungewollt perfekt seine Rolle, gestützt auf Erfahrungen, die er von Kindesbeinen an gemacht hatte. Die Nähe, die ich suchte, fand ich nicht bei Jo, weil er gerade diese fürchtete. Das wiederum bekräftigte meine Bestrebungen nach Unabhängigkeit, besonders in Krisenzeiten. Bis zu dem Zeitpunkt, als der Krebs ausbrach, hatte das Theater ganz gut funktioniert; die Krankheit jedoch nahm uns die Bühne. Als die größte Krise in meinem Leben über mich hereinbrach, spürte ich zum ersten Mal, wie sehr ich einen mir nahen Menschen brauchte, der für mich da sein würde – bedingungslos. Konnte das Jo sein? Da wir beide für die Bewältigung dieser Situation zu unerfahren und in unseren bisherigen Rollen zu gut eingespielt waren, verlief erst einmal nichts so, wie ich es mir von Herzen wünschte. Jo kam mich über Wochen nicht mehr besuchen, und ich erzählte ihm nichts von meinem Wunsch, er möge mir doch beistehen, mich trösten und mir Mut machen. Stattdessen ging ich den Weg wieder allein, allerdings in unendlich schmerzender Einsamkeit. Wie ich schon in dem Kapitel »Mein Mann und ich verlieren uns« erzählt habe, gab ich Jo am Telefon immer nur meine Stärken zu verstehen, wohl auch deswegen, weil er mich alleingelassen hatte. Nie erzählte ich ihm von meinen verborgenen Ängsten und Sehnsüchten nach Liebe, Halt und Geborgenheit, wohingegen Jo immer mehr daran festhielt, dass der Arzt schließlich recht behalten und ich bald sterben würde. Außerdem glaubte er sich emotional zurückziehen zu können, da ich mich ja wieder einmal fest im Griff hatte, so dass auch er zu sich selbst sagte: »Das schaffe ich schon alleine.«

In jenen schlaflosen Nächten versuchte ich zu verstehen, warum wir beide in dieser schwierigen Zeit so allein gewesen waren, und nahm mir vor, mich zu ändern. Von nun an wollte ich mir meine Schwächen zugestehen, alle meine Gefühle annehmen, auch die der Traurigkeit und Angst, ganz und gar sein dürfen, alle diese Gefühle authentisch leben und nach außen zeigen. »Alles, was da ist, darf da sein«, gelobte ich und öffnete für mich selbst mein Herz.

Die nächsten Wochen machte ich mich auf den Weg, übte, barmherziger mit mir selbst zu sein, meine Gefühle zuzulassen, und lernte, um Hilfe zu bitten. Also fragte ich Jo um kleine Gefälligkeiten, wenn es mir nicht gutging. Manchmal wollte ich auch nur an seiner Schulter weinen. Ich suchte seine Nähe und erzählte, zunächst vorsichtig und dosiert, von meinen Sorgen, Ängsten und Nöten. »Ich brauche dich«, sagte ich ihm immer häufiger; ein Satz, den Jo nie zuvor von mir gehört hatte. Er veränderte sich merklich. Nicht dass er sich völlig verwandelte, nein, er behielt weiterhin seine Autonomie wie auch ich die meine; aber er versuchte, mich zu verstehen, hörte mir zu, unterstützte mich in meinen Strategien und öffnete sich mir auch auf der gefühlsmäßigen Ebene. Da ich meine Ängste nicht mehr leugnete und ihm gegenüber ausdrückte, leugnete Jo nun auch nicht mehr das Gefühl der Hoffnung und machte mir Mut, dass ich es schaffen kann. Niemals nutzte er meine Gemütsschwankungen aus, wenn ich vielleicht mal ungerecht und schlechter Laune war, um dann zu wettern: »Geh und meditiere, denn das hast du wohl heute vergessen!« Keineswegs versuchte er mich zu beeinflussen oder mir etwas auszureden, wenn es um meine Überlegungen bezüglich einer zusätzlichen Therapie mit naturheilkundlichen Mitteln oder sonst etwas ging, und nie kam nach einer Enttäuschung der Satz: »Siehst du, das habe ich doch gewusst.« Er respektierte meine Entscheidungen, auch wenn er sie manchmal für sich selbst nicht richtig nachvollziehen konnte.

Vieles jedoch hatte er aus den Büchern für sich selbst mitnehmen können. Er fing ebenfalls an, mit Vorstellungsbildern zu arbeiten, und glaubte an die Kraft der Gedanken. Ein halbes Jahr nach der Chemotherapie fand ich beim Aufräumen der Nachtschränke in seiner Schublade einen Rosenkranz. Ich hatte Jo zu Ostern während der Chemotherapie gebeten, mir aus Wolle einen Rosenkranz mit zwanzig Knoten zu basteln. Für jeden Knoten sagte ich mir (nach der Methode von Emil Coué) morgens und abends immer wieder ein und denselben Satz vor: »Mir geht es mit jedem Tag in jeder Hinsicht immer besser und besser.« Als ich Jo fragte, warum er für sich selbst auch einen Rosenkranz gebastelt habe, erwiderte er: »Jeden Abend, die Knoten einzeln abzählend, habe ich wiederholt, *es geht weg, es geht weg, es geht weg …*« So hatte er ebenfalls begonnen, seine Gefühle der Trauer, Ohnmacht und Angst zuzulassen und mit ihnen zu sprechen. Das berührt mich heute noch sehr, wenn ich daran denke.

Durch die zahlreichen Gespräche, die ich mit Erkrankten und deren Partnern geführt habe, weiß ich heute, dass die Probleme, die Jo und ich hatten, keineswegs selten sind, sondern dass eine lebensbedrohliche Erkrankung bei sehr vielen Menschen eine große Krise in der Partnerschaft hervorruft. Der Krebs schleicht sich wie eine dritte Person, ein unberechenbarer

Fremder, in eine Beziehung ein und kann sie bis hin zur Trennung zerstören. Es ist, so möchte ich sagen, eine Form von ansteckender Einsamkeit. Egal, ob sie sich zuerst beim Erkrankten oder seinem Partner entwickelt, sie überträgt sich fast sofort auf den anderen. Ich habe bemerkt, dass viele Erkrankte den Krebs allein meistern wollen und sich gefühlsmäßig zurückziehen, nichts von dem mitteilen, was sie wirklich bewegt. Und andererseits wollen zahlreiche Partner sich der Herausforderung aus Angst vor Autonomieverlust nicht stellen und distanzieren sich. Es ist wichtig für Erkrankte und ihre Partner, einmal zu beleuchten, wie ihre Rollen in der Paarbeziehung vor der Erkrankung waren und wie sie jetzt, in der Therapie oder danach, sind. Vielleicht gelingt es erst dann, die vielen unbeantworteten und anklagenden Fragen, die meist mit schmerzlichen und angstbesetzten Gefühlen einhergehen, zu verstehen. Vielleicht ist dann erst »gesunde« Veränderung möglich. Häufig fordert man von dem anderen, er möge sich ändern. Ich habe festgestellt, dass das nicht unbedingt nötig ist. Wenn ich mich selbst ändere, ändert sich unweigerlich der Partner, ändern sich meine Mitmenschen. Es kommt immer ein Echo zurück.

Kinder brauchen Wahrheit

»Ist Krebs ein Tier, und ist das böse?«, fragte Charlotte. »Wieso bekommst du Medikamente, wenn der Arzt dir den Knoten herausgeschnitten hat?«, wollte Sebastian wissen. Lionel fragte, ob ich an Krebs sterben und er selbst auch die Krankheit bekommen könnte.

Ich sprach mit unseren Kindern über meine Erkrankung,

noch bevor diese durch meinen kahlen Kopf ganz offensichtlich wurde. Vor den Gefühls- und Entscheidungswirren in der ersten Zeit nach der Diagnosestellung waren die Kinder durch den langen Urlaub im Sauerland mit meinen Eltern geschützt worden, und ich empfand es als einen wahren Segen, den Zeitpunkt für das Gespräch frei wählen zu können. Ich hielt es für besser, morgens mit ihnen zu reden als nachmittags oder abends. Ich hatte Hoffnung, es »schaffen« zu können, Familie und Freunde standen uns zur Seite. Die Familienstruktur war fest, und Irmchen kam täglich, um im Haushalt zu helfen. Körperlich und psychisch ging es mir recht gut, und die Kinder glaubten, dass ich wegen der Hüftgelenksentzündung in Behandlung sei. Ich war auf alle möglichen Reaktionen, vom herzzerreißenden Weinen bis hin zu zahllosen Fragen, gefasst, als ich wenige Tage nach meinem zweiten Chemokurs die Kinder einweihte. Ich bemühte mich, auf alle Fragen klare, ehrliche Antworten zu geben, ohne zu viel zu reden oder nachzuhaken. Als Mutter bin ich natürlich immer versucht zu hinterfragen, ob meine Liebsten Angst haben oder traurig sind. Meist verbergen sich dahinter jedoch meine eigenen traurigen Gefühle. Deshalb glaube ich, es ist besser, wenn ich mich selbst ein wenig zurücknehme, den Kindern gut zuhöre und auf ihre Mimik und den Klang ihrer Stimmen achte, um mehr über ihr augenblickliches Seelenleben zu erfahren. Weitere Fragen hatten sie an jenem Morgen zunächst nicht mehr gestellt. Keines der Kinder hatte geweint. Sie wirkten weder geschockt noch traurig. Ganz im Gegenteil, sie wollten schnell zurück zur Tagesordnung. Draußen spielen, denn es war ein schöner und zudem noch schulfreier Tag.

Wenn Kinder fragen, ob Mama oder Papa an Krebs sterben

kann, sollten Eltern nicht ausweichen und versuchen, sie durch Beschwichtigungen, wie »Das wird schon nicht geschehen« oder »Alles wird wieder gut werden«, zu beruhigen. Kinder verstehen diese leeren Antworten so, dass sie mundtot gemacht werden sollen: Frag nicht weiter, die Eltern wollen nicht darüber reden. Eine aufrichtige Antwort ist immer besser! Lionel sagte ich, dass ich an Brustkrebs sterben, aber auch durch einen Unfall mein Leben verlieren kann. Ich erklärte ihm, dass es bereits viele Medikamente und Behandlungsformen gegen Krebs gibt und sowohl die Ärzte als auch ich alles tun würden, damit ich wieder gesund werde. Als Lionel mich daraufhin immer noch mit sorgenvoller Miene anschaute, fügte ich hinzu, dass man an Krebs normalerweise nicht von heute auf morgen stirbt, sondern, selbst wenn er nicht verschwinden sollte, noch lange Zeit am Leben bleiben kann.

Viele Eltern haben nicht die Möglichkeit oder das Glück, den Moment für das erste Gespräch mit den Kindern bewusst wählen zu können. Häufig stehen Kinder alleine mitten im Chaos, denn niemand kümmert sich um sie, weil alle viel zu sehr mit sich selbst und dem Erkrankten beschäftigt sind. Die Eltern sollten vermeiden, wenn ihnen gerade erst selbst die bedrohliche Diagnose mitgeteilt wurde, diese sogleich, geladen mit den eigenen Gefühlen der Angst und Ohnmacht, an die Kinder weiterzugeben. Denn zu dem Zeitpunkt sind meist keine Entscheidungen über die Behandlung getroffen worden, und der Verlauf der Erkrankung ist noch nicht absehbar. In dieser Phase sollten sich Eltern erst einmal selbst fangen, mit Freunden und Angehörigen sprechen und gemeinsam nach Lösungen suchen. Die Kinder werden zwar spüren, dass etwas nicht stimmt, aber vielleicht ist eine Notlüge – von kurzer Dauer – in diesem Moment angebrachter, als sie in das eigene Gefühlschaos mit hineinzuziehen und gar eine Katastrophe zu prophezeien, die vielleicht gar nicht eintreten wird. Was Eltern den Kindern wann sagen, sollten sie davon abhängig machen, ob sie in der Lage sind, die Kleinen emotional aufzufangen. Idealerweise steht bereits ein Gerüst aus Zuversicht und Halt für den Augenblick und eine Perspektive für die Zukunft, wenn man sie einweiht: Die Großeltern kommen in der Zeit, wenn Vater oder Mutter im Krankenhaus ist; ein Elternteil nimmt Urlaub; Nachbarn und Eltern von Freunden helfen; es gibt Hoffnung, dass Mama oder Papa wieder gesund wird. Dann bricht für sie keine Welt zusammen, und sie fühlen sich weiterhin geborgen. Kinder müssen ebenso wissen, und man sollte es ihnen deutlich sagen, dass sie an der Krankheit keine Schuld haben. Auch müssen sie ihre Gefühle zeigen dürfen. Viele Eltern versuchen, das Kind sofort abzulenken, wenn die ersten Tränchen fließen. Aber gerade ein gemeinsames Weinen mit den Eltern oder Großeltern, ein gegenseitiges Sich-in-die-Arme-Nehmen können sehr tröstlich für alle sein und dem Kind Geborgenheit geben.

Nachdem Jo auf meinen Wunsch hin, da mein Haar büschelweise ausfiel, mir am Ostersonntag den Kopf kahlrasiert hatte und ich mich zum ersten Mal mit Glatze zeigte, schauten die Kinder zunächst verwundert drein. Sebastian fand meinen Anblick komisch, und Lionel sagte: »Cool, Mama, jetzt siehst du aus wie die Schwester von Ronaldo.« Charlotte wollte die Operationsnarben begutachten. Sie schob meinen Pullover hoch, betrachtete meinen brustlosen Oberkörper und fragte nach einer Weile bestürzt, wohin man denn die Milch geschüttet habe und ob die Brüste wieder nachwachsen würden. »Lionel, Sebastian, guckt mal«, rief sie aus, und nun folgten Fragen über Fragen: Hat die Operation weh getan? Hast du dabei geschlafen? Tut das jetzt noch weh? Wird einem immer etwas abgeschnitten, wenn man Krebs hat? Bekommt man auch von anderen Medikamenten Haarausfall? Wächst das Haar wieder nach? Ist Krebs wirklich nicht ansteckend? Kannst du jetzt immer noch daran sterben? Wir setzten uns alle zusammen auf unser Kuschelsofa im Wohnzimmer und redeten über Krebs. Jetzt erklärte ich den Kindern auch, dass ich in der nächsten Zeit Ruhe benötigen und Irmchen sich um vieles kümmern würde. Als ich zum Schluss hinzufügte, dass sie die kommenden Wochenenden häufiger bei Oma und Opa und bei meiner Schwester und deren Kindern verbringen würden, freuten sie sich wie die Schneekönige und sprangen sogleich jauchzend vom Sofa.

Vielleicht mag der eine oder andere nun die Frage stellen, wie sich die Kinder in dieser ernsthaften und eher traurigen Situation noch freuen konnten, und interpretiert ihr Verhalten als unangemessen oder gar als herzlos. Sollten sie nicht eher traurig sein? Nein, sie freuten sich auf ihre Großeltern und ihre Cousins, und vielleicht war die Aussicht auf Ausflüge nach »draußen« in unmittelbarer Zukunft gerade das richtige Gegengewicht zu den damaligen Belastungen. Ich war immer froh, wenn ich spürte, dass sie ihren Freiraum nutzten und mit Spaß und Spiel füllten. Gerade die Freude wollte ich ihnen bewahren. Sie sollten niemals das Gefühl haben, sich wegen meiner Erkrankung nicht mehr freuen und keinen Spaß mehr haben zu dürfen.

Meine drei zeigten aber auch Verantwortungsbewusstsein, verhielten sich leise, wenn ich mich hinlegte, und brachten mir Tee oder ein paar Scheiben Zwieback ans Bett, wenn ich mich einmal nicht besonders wohl fühlte. Manchmal haben sie mir ihre Lieblingskuscheltiere neben meinem Kopfkissen als Aufpasser und Gesundmacher aufgestellt. Dann fühlte ich mich fast immer sofort viel besser. Mit der Zeit übernahmen sie leichte Aufgaben. Sie kauften ihre Schulhefte und Stifte selbst, kochten Sieben-Minuten-Eier zum Frühstück und brachten den Müll raus. Genau wie bei Erwachsenen tut es auch Kindern gut, wenn sie das Gefühl haben, helfen zu können.

Häppchenweise berichtete ich meinen dreien über die mit meiner Krankheit verbundenen »Neuigkeiten«, je nachdem, ob sie spontan Fragen stellten oder die Alltagssituation sich veränderte: Wenn ich zum Beispiel für die Chemotherapie mehrere Tage im Tumorzentrum verweilen musste, es wegen meiner niedrigen Leukozyten vorübergehend keine Küsschen mehr gab und ich aus dem gleichen Grund auch nicht mehr Charlotte vom Kindergarten abholen durfte oder mitten im Sommer einen Wintermantel tragen musste, weil mir aufgrund der Nebenwirkungen der Therapie so kalt war. Bei solchen Gelegenheiten stellten sie meist sehr viele Fragen, und ich merkte, wie intensiv sie sich mit meiner Krankheit auseinandersetzten. Lionel wollte ganz genau wissen, wie Krebs entsteht. Sebastian erkundigte sich bei mir, ob ich denn noch Kinder bekommen könnte. Charlotte fing einmal plötzlich an zu weinen, weil ihr jemand erzählt hatte, dass man an Krebs immer sterben würde.

Sind wir Erwachsenen im Glauben, dass unsere Kinder nicht merken, wenn ein bedrohliches Ereignis eintritt, ob es uns gut oder schlecht geht oder wir von Traurigkeit und Angst geplagt sind, dann irren wir uns. Auch wenn wir uns noch so sehr zu beherrschen versuchen, um unsere Empfindungen zu verbergen! Genau wie auch wir ganz genau spüren, wie es unserem Kind geht, spürt ein Kind, wie es um uns bestellt ist. Erkrankt ein Elternteil schwer, muss das Kind darum wissen und Fragen stellen dürfen. Sonst wird das vor ihm Verborgene, das unausgesprochene Unheilvolle zunehmend unheimlicher und bedrohlicher. Dadurch kann es eine für seine Seele und seine Entwicklung schädigende Dimension einnehmen, die wir Eltern gar nicht in der Lage sind, zu überschauen. Man versucht zu verheimlichen, um die Kinder zu schonen, aber in Wirklichkeit ist es furchterregend für sie, wenn sie etwas anderes vermuten und wahrnehmen, als die Eltern ihnen erzählen. Kinder fühlen sich unbewusst schuldig, wenn sie sich ein bedrohliches Geschehen in der Familie nicht erklären können. Sie schnappen Worte wie »bösartig« oder »Tod« auf, aber keiner redet mit ihnen. Erhalten sie keine Erklärung, sind vor allem kleine Kinder davon überzeugt, die Probleme, die Krankheit selbst verursacht zu haben: »Die sind plötzlich alle so komisch zu mir und reden nicht. Mama weint. War ich vielleicht nicht lieb?« Diese Art von irrationalen Schuldgefühlen ist auch uns Erwachsenen im ganz normalen Alltagsleben nicht gänzlich unbekannt. Wenn der Nachbar auf der Straße plötzlich nicht mehr grüßt und vielleicht sogar noch ein mürrisches Gesicht zieht, schließen wir häufig daraus, dass wir die Ursache seines Unmuts sind, und fragen uns: »Habe ich dem etwas angetan?«

Auf der einen Seite müssen die Kinder in die neue Situation

mit einbezogen werden, damit sie sich nicht verantwortlich für die Erkrankung von Vater oder Mutter fühlen, auf der anderen Seite aber darf man sie nicht überfordern und wie Erwachsene behandeln. Sie sollten immer das Gefühl haben, dass sich die Eltern um ihre eigenen Probleme kümmern, von außen Hilfe suchen und nicht sie, die Kinder, Verantwortung für das traurige Geschehen in der Familie übernehmen und Lücken füllen müssen. Findet beispielsweise die erkrankte Mutter keinen Trost, weder bei ihrem Mann noch bei einer Freundin, übernimmt häufig ein Kind die Rolle des Tröstenden und fühlt sich verpflichtet, für die Mutter da zu sein und ihr über den Kummer hinweghelfen zu müssen. Hält dieser Zustand lange an, kann das Kind seelischen Schaden erleiden.

Bleiben Kinder zu lange Zeit allein mit ihren Ängsten und ihrer Trauer, so erklärte mir ein Kinderpsychologe, zeigen die meisten je nach Alter und Persönlichkeit Auffälligkeiten in ihrem Verhalten. Kleinkinder zum Beispiel lutschen wieder am Daumen, kauen Fingernägel oder nässen ein. Andere werden aggressiv, zerstören ihr Spielzeug, selbst ihren Lieblingsteddy. Grundschulkinder verhalten sich plötzlich auffallend lieb und gehorsam, glauben, sich nicht mehr freuen zu dürfen, und treffen sich daher auch nicht mehr mit ihren Freunden. Bei manchen lassen die schulischen Leistungen nach. Pubertierende Kinder, auf der Suche nach der eigenen Identität, die sich normalerweise schrittweise von zu Hause lösen, machen kehrt und wollen das Elternhaus gar nicht mehr verlassen. Viele Kinder aller Altersgruppen klagen über Schlaflosigkeit und Bauchschmerzen. Diesen Symptomen können wir versuchen vorzubeugen, indem wir uns ihnen aufrichtig und doch kindgerecht mitteilen. Kinder brauchen die Stabilität der Eltern und durch ein offenes Gespräch mit ihnen die Gewissheit, dass sie sich mit all ihren Sorgen und Ängsten an sie wenden können. Sie müssen ernst genommen und dürfen nicht belogen werden (ausgenommen sind vorübergehende Notlügen in Ausnahmesituationen). Haben Eltern einmal nicht die Zeit für eine Erklärung, einen Trost, oder erlaubt es die Situation nicht, sollten sie mit den Kindern sofort einen Zeitpunkt für eine Aussprache vereinbaren. Aber auch die Großeltern, Tanten und Onkel oder Freunde sind in dieser schwierigen Phase gefragt und können für die Kinder sehr hilfreiche, ja geradezu wichtige Vertrauenspersonen werden.

Unsere Familie ist durch meine Erkrankung wieder zur Großfamilie geworden. Für die Kinder ist dies eine Art tragende Säule für ihr derzeitiges Leben. Sie wird stützen und beschützen, sollte das Schlimmste eintreten und ich mein Leben verlieren. Sebastian sagte einmal: »Wenn Mama stirbt, haben wir noch Papa«, und Lionel fügte hinzu: »Mehr noch, wir haben Oma und Opa, Sabine und Michael, und die Cousins sind auch noch da.« Charlotte sagte nach einer kurzen Pause: »Ihr habt aber noch die Tante Ute und den Onkel Egon und Elke und Uwe in Hamburg vergessen.«

Entscheidend ist, die Familienangehörigen, Nachbarn, Freunde oder Familien von befreundeten Kindern ganz konkret um Hilfe zu bitten und ihre Hilfsangebote auch anzunehmen. Je mehr sich die Kinder geborgen und angenommen fühlen, desto weniger wird sie die Erkrankung der Mutter oder des Vaters traumatisieren, sie in ihrer Entwicklung behindern, und umso größer wird ihre Chance sein, dass sie auch Kinder bleiben dürfen.

Sexualität während der Erkrankung

Spielt bei einer lebensbedrohlichen Erkrankung wie Krebs das Liebesleben der Partner keine wesentliche Rolle mehr? Im Verlauf meiner Erkrankung stellte ich fest, dass darüber nicht viel gesprochen, kaum beraten und eher drum herum geredet wird. Das Thema scheint von Erkrankten, Partnern und nicht selten auch seitens der Ärzte verdrängt zu werden. Deshalb möchte ich meine Empfindungen und Gedanken darüber an den Leser weitergeben.

Die ersten Monate nach der Diagnosemitteilung wollte und konnte ich mit Jo nicht schlafen. Ich verspürte während der Behandlungszeit einfach überhaupt kein Verlangen, da viel zu viele andere lebenswichtige Themen mich beschäftigten. Ich suchte nach Klarheit und hatte das Bedürfnis, Ordnung in mir zu schaffen. Eine Woche vor der ersten Brustamputation hatte ich noch meine Brüste mit gewebestraffender Körperlotion eingerieben und jetzt beide verloren. Von heute auf morgen kam auch noch eine Glatze dazu. Leben oder sterben? Auf diese Frage musste ich zunächst einmal eine Antwort finden, als Voraussetzung für eine wieder mögliche und erfüllende Sexualität.

Wie habe ich die körperliche Veränderung empfunden, und was habe ich getan, um damit zurechtzukommen? Mein beidseitiger Brustverlust hatte mich nicht so sehr belastet, ich verspürte eher so etwas wie Erleichterung, da der Tumor nicht mehr in mir war. Da ich recht schlank bin und niemand sofort meinen brustlosen Oberkörper wahrnehmen würde, glaubte ich mich sicher und fühlte mich nach außen hin nicht stigmatisiert. Am meisten graute mir vor dem völligen

Haarverlust. Eine Glatze, ein offensichtliches Zeichen, vor allem bei einer Frau, dass ganz und gar etwas nicht stimmt. Eine Glatze macht den Krebs sichtbar. Außerdem war ich überzeugt, dass ich mit Glatze furchtbar hässlich aussehen würde und nicht mehr liebenswert sei. Deshalb hatte ich mir bereits nach der ersten Brustoperation eine Perücke gekauft. Als ich mit dem künstlichen Haarschopf zum ersten Mal in den Spiegel schaute, erkannte ich die Wahrheit. Tränen liefen mir über die Wangen. »Du siehst aber traurig aus«, sagte mir mein Spiegelbild. Warum? Warum bloß diese Traurigkeit? Fassungslos fing ich an zu schluchzen. Würde ich eigentlich einem meiner Kinder eine Perücke aufsetzen, weil ich es mit Glatze nicht mehr liebhaben würde?, fragte ich mich. Nein – niemals! »Du musst dich lieben lernen«, erzählten mir meine Tränen, »auch ohne Haare und ohne Brüste bist du schön, ein ganz wertvoller Mensch.«

Mein ganzes Leben lang war ich äußeren Werten hinterhergejagt, wollte in jeder Hinsicht perfekt sein, und nun hatte ich das verloren, was mir einst so heilig und doch nur meine äußere Hülle war. Die Perücke zog ich nie wieder auf. Ganz allmählich, immer wieder nackt vor dem Spiegel stehend und in Begleitung zahlreicher Tränen, lernte ich mich anzunehmen, so wie ich bin, ohne Brüste, mit meinen Narben und ohne Haare.

Ich weiß, dass viele Erkrankte, vor allem, wenn sie durch die Behandlung äußerlich verändert sind, Angst davor haben, sexuell nicht mehr attraktiv zu sein, und sich deswegen von ihrem Partner zurückziehen. Umso mehr möchte ich ihnen ans Herz legen, mit sich selbst ins Reine zu kommen, sich nicht nur zu akzeptieren, sondern sich uneingeschränkt lieben und schätzen zu lernen. Der Partner kann und sollte dem Erkrankten dabei eine Stütze sein, aber die Entscheidung, sich anzunehmen, kann man nur selbst treffen. Wenn wir großes Glück haben, gehen wir alt und faltig ins Grab. Dann ist es übrigens völlig egal, ob wir noch beide Brüste, die Beine, Hoden oder an anderer Stelle den Darmausgang haben. Wie wir damit gelebt und geliebt haben, ist wohl das Einzige, was zählt, wenn wir in der Todesstunde zurückschauen.

Bestimmt möchte ich nichts schönreden. Mit meinem brustlosen Oberkörper, den langen Narben rechts und links, dem pelzigen, tauben Gefühl auf der ganzen rechten Seite, der Gefühlsverirrung (ein Kribbeln verspüre ich am Rücken, wenn ich vorn die Narbengegend berühre) musste ich leben lernen. Vor dem Spiegel begann ich, meine »Wunden« mit einem duftenden Öl einzureiben. Ich achtete auf meine Haltung, darauf, die Schultern nicht hoch und nach vorne zu ziehen, und vor allem auf meinen Atem, der immer genau auf der Mitte, wo einst meine Brüste waren, stecken bleiben wollte. Es dauerte eine ganze Zeit, bis ich entdeckte, was mir guttat und was ich verändern wollte.

Neben der Auseinandersetzung auf seelischer Ebene bewirkte die Chemotherapie auch deutliche körperliche Veränderungen, für die ich Lösungen suchen musste und wollte. Nicht nur meine Mundschleimhaut wurde wund, sondern auch meine Scheide. Ich bekam Pilzinfektionen, und einen Eisprung hatte ich durch die Medikamente auch nicht mehr. War gerade ein Problem behoben, zeigte sich an anderer Stelle schon wieder ein neues. Obwohl ich immer versuchte, Lösungen zu finden, konnte ich mich in dieser Zeit mit dem Gedanken an Geschlechtsverkehr nicht anfreunden, suchte aber auch keine anderen Wege für Liebesspiele, die vielleicht noch möglich gewesen wären. Ich sehnte mich in meinem Zustand ausschließlich nach Zärtlichkeit, Wärme und Geborgenheit. Darüber sprach ich mit Jo, und er zeigte sehr viel Verständnis.

Zärtlichkeit und sanfte Berührung sind gerade in dieser schwierigen Zeit unentbehrlich für das Gefühl der Geborgenheit. Deshalb ist es so wichtig, diese Bedürfnisse und Wünsche zu äußern, da sonst Missverständnisse entstehen können und es zum Rückzug eines Partners kommen kann. Also müssen beide Seiten auch über Sexualität offen miteinander reden! Eine an Brustkrebs erkrankte Frau erzählte mir, wie sehr sie während der Therapie Berührungen von ihrem Mann, mit dem sie in der Zeit nicht schlafen wollte, fürchtete und sich völlig zurückzog. Keine Zärtlichkeit, kein Streicheln, nur um nicht an das ihr leidig gewordene Thema Sexualität denken zu müssen.

»Wir haben uns getrennt«, sagte sie zum Schluss.

Auch wenn für eine Zeitlang sexuelle Befriedigung auf sich warten lassen muss, darf der Körperkontakt nicht abreißen, weil er eine sehr wichtige, intime Verbundenheit in der Partnerschaft darstellt.

Am Ende der Therapie musste ich mich erneut mit dem Thema auseinandersetzen. Es gab nicht das definitive, ersehnte Ende, zumindest nicht, was meine sich im Winterschlaf befindenden Empfindungen hinsichtlich des Frau-Seins oder meiner Weiblichkeit betraf. Ich sollte nämlich über viele Jahre hinweg, vielleicht auch für immer, eine sogenannte Antihormontherapie bekommen. »Nun werden Sie kastriert sein«, bereitete mich eine Onkologin wenig einfühlsam vor. »Sie werden kein sexuelles Verlangen mehr haben.« Tja, tut uns leid, fügte ich gedanklich hinzu. Mit diesen Worten, einer Monatsspritze und einer Packung Tabletten wurde ich zum Ende der Behandlung nach Hause geschickt. Kastriert? Ein Eunuch also? Wieso erzählt man einer Frau von Kastration, obwohl sie doch keine Hoden hat? Während der Heimfahrt fing ich an vor Wut zu kochen und wäre am liebsten umgekehrt, um der Ärztin meine Meinung zu sagen. (Das habe ich dann ein Jahr später nachgeholt!)

Selbst auf Patientenseminaren sprechen die Mediziner häufig von Kastrierung, wenn sie über die Antihormontherapie bei Brustkrebs aufklären. Anstatt den Patientinnen Mut zu machen, mit welchen Mitteln befriedigender Sex auch unter einer Hormontherapie möglich ist, wird Brustkrebspatientinnen der Stempel der Frigidität aufgedrückt. Das ist alles andere als aufbauend.

Ich musste nun selbst zusehen, wie ich mit diesen Problemen zurechtkam (ausführlich schreibe ich darüber in meinem zweiten Buch »… und tanze durch die Tränen«). Heute wissen Jo und ich uns zu helfen, aber fast ein ganzes Jahr hatten wir nicht miteinander geschlafen. Trotz oder gerade wegen dieser Einschränkung und Entbehrung entdeckten wir viele neue Möglichkeiten, uns Zärtlichkeit und Liebe zu erweisen. Obwohl ich beide Brüste verloren habe und die Brust doch »das Merkmal« für Weiblichkeit, Sinnlichkeit und Schönheit ist, hatte ich mich nie entweiblicht gefühlt und Jo die Frage gestellt, ob er mich denn noch begehrenswert fände. Dafür war ich durch die Erkrankung zu selbstbewusst geworden. Meine zuvor übertriebene Eitelkeit hatte ich vergessen, abgelegt an dem Tag, als es plötzlich nur noch hieß: Leben oder sterben? Durch den Krebs wurde vieles unwichtig. Die Brüste musste ich verlieren, aber dafür durfte ich leben – mit meinen Kindern und meinem Mann. Das ist doch ein riesiges Geschenk. Wir haben meine körperliche Veränderung eher mit Humor betrachtet. So sagte mir Jo eines Abends, als ich laut überlegte und kokettierte, ob ich mit oder ohne reizvolles Top zu Bett gehen sollte: »Ach, weißt du, in der Nacht sind alle Katzen grau«, und nahm mich liebevoll in seine Arme.

Ich habe Frauen kennengelernt, die sich mit nur einer Brust nicht mehr begehrenswert fanden und deswegen einen Brustaufbau hatten machen lassen. Doch auch hernach fanden sich die meisten weiterhin nicht liebenswert, und die Probleme waren mit der neuen Brust nicht behoben.

Auch wenn ein Partner hundertmal dem Erkrankten beteuert, dass er trotz der körperlichen Veränderung noch attraktiv ist, kommt diese Botschaft nicht an, wenn der Erkrankte nicht selbst zu der Einsicht kommt, dass er begehrens- und liebenswert ist.

Es ist von tragender Bedeutung für jeden Krebskranken und seinen Partner, dass sie miteinander ausführlich und offen über ihr sexuelles Empfinden sprechen, nach Lösungen suchen und gegebenenfalls auch einen fachkundigen Therapeuten zu Rate ziehen. Es ist nicht gut, den Dingen einfach ihren Lauf zu lassen, in der Hoffnung, alles werde sich eines Tages von selbst wieder richten. Das nämlich wird nicht geschehen!

Krebs ist nicht gleich Krebs. Gerade bei Krebserkrankungen im Genitalbereich kann die Therapie Veränderungen hinterlassen, die oft als Verstümmelung empfunden werden und gravierende Einschränkungen in der Sexualität verursachen. Daher kann ich diesem Thema auch nicht ausreichend gerecht werden. Ich möchte aber das Buch »Krebs und Sexualität« von Zettl und Hartlapp (im Anhang aufgeführt) empfehlen, das ausführlich, aufklärend und hilfreich für Krebspatienten und ihre Partner ist.

Zweifel und Ängste nach der Therapie

Als die Onkologen nach Abschluss der Behandlung im Sommer 1998 sich mit den Worten: »Sie haben es erst einmal geschafft und können zurück in Ihr Leben«, von mir verabschiedeten, fiel ich zunächst in eine Art Therapieloch. Ich musste mich nun allein zurechtfinden: Meine frühere Leistungsfähigkeit wiedergewinnen, den Optimismus bewahren, auf mein körperliches Befinden achten, aber dennoch nicht gleich in Panik geraten, wenn sich plötzlich ungewohnte Symptome einstellten. Obwohl sich zu Hause nichts groß verändert hatte, schien mir alles anders, ja fremd sogar. Manchmal wurde ich plötzlich von tiefer Traurigkeit und Ängsten überfallen und wusste nicht, damit umzugehen, denn meistens geschah dies, wenn es mir gerade gutging und ich glücklich war. Beim Kuscheln mit den Kindern, auf Familienfesten oder wenn eines meiner Kinder sagte, dass es mich liebhat, dann füllten sich auf einmal meine Augen mit Tränen. Ich erkannte, dass es meinen früheren Alltag nicht mehr gab und ich deshalb nicht mehr in ihn hineinfinden würde. Meine Familienangehörigen hingegen – erleichtert darüber, dass ich die Therapie so gut überstanden hatte, noch keine Metastasen gefunden worden waren, ich gesund aussah und guter Dinge zu sein schien – nahmen sehr schnell ihr gewohntes Leben wieder auf. Die akute Bedrohung war vorüber, und jeder wollte wieder seinem alten Trott nachgehen, den er nach langer Zeit der Anspannung regelrecht herbeisehnte. Ich blieb mit meinen Ängsten und der Ungewissheit, ob die Therapie nachhaltig gewirkt hatte und sich wirklich keine Metastasen bilden würden, allein zurück. Ich hatte wirklich keine Ansprechpartner und spürte sehr wohl, dass meine Familie wieder über andere Dinge reden wollte als über Krebs, Therapie und deren Auswirkungen. Meine weißen Blutkörperchen waren so stark vermindert, dass ich nicht einmal wusste, ob ich mich mit den niedrigen Werten unter Menschen wagen durfte. An die Wiederaufnahme meiner Halbtagstätigkeit war gar nicht zu denken. Kein Mediziner hatte mich nach der Therapie an die Hand genommen. Mein Hausarzt konnte mir auch nicht sagen, wie ich mich richtig verhalten und stärken sollte. Die Onkologen im Tumorzentrum hatten mir lediglich empfohlen, vorübergehend ein Vitaminpräparat einzunehmen und ansonsten ganz normal weiterzuleben. Von einigen Angehörigen, aber mehr noch von Freunden und entfernteren Bekannten erhielt ich in der ersten Zeit jede Menge Ratschläge. Jeder fand in Apothekerzeitschriften, Gesundheitsmagazinen oder in Zeitungen etwas Wichtiges über die Bekämpfung und Vermeidung von Krebs. Alle meinten es nur gut mit mir. Der eine empfahl einen wundersamen Saft, der andere Dragées mit einem Wirkstoff aus Russland, ein Dritter riet, spezielle Magnetmatten auszuprobieren, und dergleichen mehr. Durch den Wust an Ratschlägen, was gegen Krebs helfen und die Funktion des Immunsystems unterstützen könnte, wurde ich mehr verunsichert als aufgeklärt. Außer dem Vitaminpräparat nahm ich weiter nichts ein und machte mir immer größere Sorgen um meinen Körper und den Mangel an weißen Blutkörperchen, die weiterhin auf Tiefstwerten verharrten.

Patienten erzählen oder schreiben mir, dass sie sich besonders nach der Therapie von Ärzten und ihrer Familie allein gelassen fühlen und nur schlecht in ihr Leben zurückfinden können. Eine an Eierstockkrebs erkrankte Frau berichtete: »Ich hatte wirklich alles gut überstanden, die ganzen Operationen und die Chemotherapie. Obendrein sah ich sogar richtig gut aus, so dass meine Familie – ich hatte gerade die letzte Chemotherapie hinter mir – rasch ihr gewohntes Leben wieder aufnahm und es als selbstverständlich ansah, dass ich sofort meinen Verpflichtungen wieder nachging. Ich fühlte mich völlig überfordert, wollte eigentlich Hilfe, aber traute mich nicht, etwas zu sagen, denn alle hatten ja schon so viel für mich getan. Jedenfalls mutete ich mir viel zu viel zu und bekam einen Virusinfekt, der mich derart schwächte, dass ich für mehrere Wochen in ein Krankenhaus musste.«

Während diese Frau physisch überfordert war, ich hingegen eher psychisch, ist das Grundproblem als solches bei vielen Krebskranken das gleiche. Krebs hebt das ganze Leben aus den Angeln. Es ist eben häufig nach der Therapie nicht »damit getan«! Viele benötigen weiterhin Hilfe, ein jeder auf seine Weise. Es sollte dann wieder im Team gemeinsam mit dem Erkrankten überlegt werden, was er braucht, seien es Gespräche, Entlastung im Haushalt, einen verständnisvollen Hausarzt, eine Reha oder alles zusammen. Manche Ex-Erkrankten möchten sofort zurück in ihr altes Leben und mit niemandem mehr über die Krankheit sprechen. Sie wollen das Kapitel Krebs beendet wissen und ein neues eröffnen – ohne Krebs. Auch diese

Einstellung sollte von Angehörigen und Freunden respektiert werden.

Während sich einige Angehörige nach der Therapie relativ schnell zurückziehen und dem normalen Alltag zuwenden, gibt es auch Fälle von andauernder, übertriebener Fürsorglichkeit: Dem Erkrankten wird eine passive Rolle zugewiesen. Er hat sich den Anweisungen der Familie zu fügen, weil sie es ja nur gut mit ihm meint. Er soll sich ausruhen, gut essen und viel schlafen. Leider verwehrt ihm das die Möglichkeit herauszufinden, was er sich selbst schon wieder zumuten kann. Gerade in der Rekonvaleszenzphase ist es wichtig, dass der Erkrankte ein Gespür dafür entwickelt, welche leichten Tätigkeiten er wiederaufnehmen und wie er sich körperlich ertüchtigen kann. Die Freude, wenn es bergauf geht, der Körper sich regeneriert und man ganz allmählich immer leistungsstärker wird, ist unentbehrlich, sowohl für das Selbstwertgefühl als auch für die Abwehrkräfte. Angehörige sollten den Erkrankten darin unterstützen, seine Eigenständigkeit wiederzugewinnen. Im Idealfall sollte der Erkrankte entscheiden dürfen, was ihm guttut, wie er entlastet werden möchte, und mit seinen Angehörigen besprechen, wie sie auf seine Wünsche eingehen können.

Zusammen ein aktives Leben zu führen, ist für Erkrankte und deren Angehörige in dieser neuen Zeit nach einer Krebstherapie eine sehr gute »Arznei« gegen Grübeleien, pessimistische Gedanken und Ängste. Aktiv sein bedeutet in diesem Zusammenhang für den Erkrankten auch, sich kleine Aufgaben für den Tag zu stellen, die nicht überfordern, sondern einfach zu erledigen sind. Auch künstlerische Tätigkeiten, zum Beispiel Malen, Zeichnen, Fotografieren, Musizieren, sorgen für gesunde Ablenkung, so dass weniger Spielraum für negative

Gedanken bleibt. Erwiesen ist, dass eine bewusste Tagesgestaltung mit kleinen Erfolgserlebnissen – dazu gehören auch körperliche Betätigungen – zu einer schnelleren Überwindung der psychischen Probleme bei einer Krebserkrankung beitragen kann. Für manche Erkrankte ist es hilfreich, nach der Therapie möglichst rasch ins Berufsleben zurückzukehren, nicht um den negativen Gefühlen auszuweichen, sondern um die Zügel des Lebens wieder selbst in die Hand zu nehmen. Angehörige sollten den Erkrankten nicht bremsen, wenn er diesen Wunsch hegt, denn meistens weiß er sehr wohl, was er sich schon wieder zumuten kann. Nach dem »Hamburger Modell« ist dies auch stufenweise möglich. Auskunft geben die Krankenkassen.

Viele meiner Probleme löste erst eine Rehabilitationsmaßnahme, zu der mich die BfA aufgrund meiner Arbeitsunfähigkeit aufforderte. Allein das Zusammenleben mit anderen Betroffenen in der Kurklinik half mir sehr, denn mir wurde klar, dass ich mit meinen Sorgen nicht allein auf dieser Welt war. Viele junge Menschen, Männer wie Frauen, waren in einer ähnlichen Situation, darunter auch viele mit kleinen Kindern. Zunächst redeten wir von morgens bis abends über unsere Sorgen und Ängste. So erfuhr ich zum Beispiel, dass nach einer hochdosierten Chemotherapie die weißen Blutkörperchen über lange Zeit stark reduziert sein können, sich in der Regel jedoch von alleine wieder normalisieren. Dies von Erkrankten zu erfahren, war für mich ungemein beruhigend.

Ich erhielt Physiotherapie wie auch Lymphdrainage, und durch ein gezieltes Bewegungsprogramm spürte ich bald, dass es mir mein Körper mit zunehmender Leistungssteigerung und Ausdauer dankte. Ich konnte wieder Treppen steigen, ohne dabei atemlos zu werden. Eine Sozialarbeiterin half mir, Anträge auf Schwerbehinderung und zur Feststellung einer möglichen Erwerbsunfähigkeit zu stellen.

Eine Kurmaßnahme kann während, sofort nach Beendigung der Therapie oder auch einige Zeit später beantragt werden. Den Antrag stellt normalerweise die Klinik, der behandelnde niedergelassene Onkologe oder der Hausarzt. Für viele Erkrankte kommt eine Rehabilitationsmaßnahme überhaupt nur dann in Frage, wenn ihr Partner sie begleiten darf, weil sie nach der schweren Zeit der Therapie nicht von ihm getrennt sein möchten. Mittlerweile bieten immer mehr Kliniken an, auch die Partner mit aufzunehmen. Psychologen und Mediziner wissen heute, wie wichtig es ist, dass auch die Helfer zueinander Kontakt finden, über ihre Sorgen sprechen und Erfahrungen austauschen können.

Mich interessierten in dieser Kur ganz besonders die Fachvorträge über komplementäre Onkologie (begleitende, ergänzende Therapiemaßnahmen in der Behandlung von Krebs). Ich wollte doch unbedingt meine Leukozyten, also mein Abwehrsystem, das nach der Chemo am Boden war, stimulieren. Da mir eine entsprechende Zusatzbehandlung damals sehr wichtig war und ich von vielen Patienten und deren Angehörigen erfahren habe, wie sehr sie ihnen ebenfalls am Herzen liegt, möchte ich nun etwas ausführlicher darüber schreiben.

Fast jeder Krebspatient, der am Ende der Therapie angelangt ist, äußert folgenden Wunsch: »Ich möchte jetzt etwas für mein Immunsystem tun, damit der Krebs nicht wiederkommt.« Genau das hatte ich auch gesagt. Heute weiß ich, dass es noch kein einziges Mittel zur Aktivierung des Immunsystems gibt, welches allein eine Krebserkrankung oder ein Rezidiv verhüten kann. Krebs ist immer ein multifaktorelles Geschehen. Und wenn es stimmt, wie Immunologen erklären, dass ein bösartiger Tumor nur dann entstehen kann, wenn unsere Abwehr die Krebszelle gar nicht als solche erkennt, dann nützen mir auch eine Milliarde krebsblinder Helfer- und Killerzellen nichts. Möglich ist aber, dass diese mich vor Infektionskrankheiten schützen und mir dadurch zu vermehrtem Wohlbefinden verhelfen.

Ebenso weiß ich, dass zahlreiche Mittel auf dem Markt angeboten und mit der Angst der Menschen vor Krebs weltweit Geschäfte gemacht werden: In Deutschland wird ein Umsatz von rund zehn Millionen Euro im Jahr mit Wundermitteln und suspekten Behandlungsmethoden erzielt. Ich möchte nachdrücklich vor Scharlatanen und sogenannten Außenseitermethoden warnen! Sie versprechen Heilung, obwohl man sie nicht versprechen kann, und sind überwiegend extrem teuer. Zudem sollen einige davon nicht nur bei Krebs, sondern z. B. auch bei Demenz, Rheuma, Asthma und Fußpilz helfen. In Anbetracht eines solch verdächtig breiten Wirkungsspektrums sollten bei jedem die Alarmglocken läuten. Viele Menschen werden durch den Kauf dieser Produkte oder die Anwendung von Außenseitertherapien arm; manche bezahlen durch ihre Gutgläubigkeit und gleichzeitige Abwendung von der hochmodernen Medizin sogar mit ihrem Leben. Aufgrund meiner Arbeit in der Öffentlichkeit erhalte ich fast tagtäglich Angebote, diverse »Produkte« für beträchtliche Honorare zu vertreiben. Ich zitiere aus einer speziell auf Vertreiber zugeschnittenen Werbebroschüre für Heilprodukte:

»Anstatt Werbung in Zeitungen und Zeitschriften, im Radio oder im Fernsehen laufen zu lassen, vergüten wir Ihnen jede einzelne Weiterempfehlung unserer Produkte. Auch wenn wiederum Ihre Freunde und Bekannten, durch Ihre Empfehlung ausgelöst, unsere Produkte weiterempfehlen, vergüten wir Ihnen dies ebenfalls. So können Sie sich ein tolles Zusatzeinkommen oder gar eine neue berufliche Existenz aufbauen ...«

Ich denke, jeglicher weiterer Kommentar erübrigt sich an dieser Stelle.

Als ich gestärkt wieder zu Hause eintraf, suchte ich professionelle Unterstützung zur Stabilisierung meines Immunsystems und erhielt über die Gesellschaft für Biologische Krebsabwehr in Heidelberg die Adresse von einem in meiner Nähe niedergelassenen Onkologen. Diesen Spezialisten suchte ich auf und ließ mich von ihm in Intervallen über mehrere Jahre mit Mistel oder Thymus, Enzymen und Vitaminen behandeln. Mit dieser Therapie fühlte ich mich auf der sichereren Seite. Sie hat mir, meiner Seele und meinem Körper, gutgetan. »Grundsätzlich sollte man für solch eine Zusatzbehandlung, immer in Absprache mit dem behandelnden Onkologen, einen erfahrenen, kompetenten Arzt aufsuchen, der individuell behandelt«, rät Prof. Dr. med. Beuth vom Institut zur wissenschaftlichen Evaluation naturheilkundlicher Verfahren an der Universität Köln.

Als die meisten meiner Blutwerte nach drei Jahren wieder im Normbereich lagen, wurde die Therapie abgesetzt (heute wird sie nur noch vorübergehend, bei sehr schlechten Laborergebnissen, durchgeführt). Inzwischen hatte ich aber auch gelernt, mein Immunsystem selbst zu stärken. Dabei kommt es mir nicht darauf an, irgendeinen Wert zu erreichen, sondern dem ganzen Abwehrsystem durch ausgewogene, gesunde Ernährung, ergänzt durch Spurenelemente wie Selen und Zink, die klassische Homöopathie, ein regelmäßiges Sportprogramm, Entspannungsübungen, Ruhepausen und ausreichend Schlaf Gutes zukommen zu lassen. Ich glaube, dass dadurch mein Körper und meine Seele die größte Chance bekommen haben, sich kraftvoll dem Leben und gegen die Krankheit stellen zu können. Mit der Zeit habe ich mir eine Strategie für Lebensqualität erarbeitet, die zu mir passt. Eine Strategie ohne Fesseln, weil ich nichts dogmatisch betreibe. Ich halte nichts von Krebsdiäten oder irgendwelchen zwanghaften Verhaltensweisen, denn sie können auf keinen Fall Krebs heilen. Eine Frau erzählte mir: »Mein Mann hatte auf alles verzichtet, nicht einen Schluck Alkohol mehr getrunken, auch keinen Kaffee, nichts Süßes gegessen, nur noch Rohkost und Obst. Er hat so viel entbehrt, und trotzdem, trotzdem hat er es nicht geschafft.«

Ich gönne mir fast jeden Tag ganz bewusst ein paar Süßigkeiten – die esse ich eben unheimlich gern. Ich trinke auch ab und zu ein Glas Wein, und wenn ich keine Lust habe, lasse ich den Sport sausen und auch das Meditieren einfach einmal ausfallen. Vielleicht ist ja der goldene Mittelweg des Rätsels Lösung: von dem Ungesunden etwas weniger und dem Gesunden etwas mehr. Bei vielen meiner neuen Unternehmungen konnte ich meine Familie mit einbeziehen. Heute begleiten die Kinder mich häufig, wenn ich um den See laufe. Sie leihen sich meine Meditationskassetten aus, und kleine Achtsamkeitsübungen für den Tag finden sie abenteuerlich und nachahmenswert.

Eines der wirksamsten und für das Leben entscheidenden Mittel, laut Immunologen, ist sicherlich die Freude. Ein Gefühl, das nicht nur gute Laune macht, sondern nachweislich die Abwehrkraft des Immunsystems stärkt, obgleich sie leider keine Garantie für ein Leben ohne Krebsrisiko ist. In der ersten Zeit nach der Therapie war meine Freude fast immer mit Traurigkeit vermischt. So manches Mal war diese so überwältigend, dass es mir fast das Herz zerriss und ich am liebsten hemmungslos meine Tränen hätte laufen lassen wollen. Meistens machte ich dann eine Bestandsaufnahme vom Hier und Jetzt und stellte fest, dass es mir gerade gutging und ich die plötzliche Traurigkeit spürte, weil die Liebe so groß war und ich den Augenblick festhalten und mit in die Zukunft nehmen wollte. Dank dieser Überlegungen, die viel Disziplin von mir abverlangten, ist es mir oft gelungen, mich wieder schönen Gefühlen hinzugeben und das Leben fließen zu lassen. Das heißt nicht, dass ich heute nicht mehr weine, aber in den vielen Situationen, in denen ich plötzlich »nur« aufgrund meiner Krebs-Vergangenheit unglücklich werde, würden meine Tränen vieles nur noch schlimmer machen und sicherlich meine Liebsten überfordern. Meiner Familie ergeht es häufig ähnlich. Ich erinnere mich an einen sonnigen Sommernachmittag, kurz nach Beendigung meiner Therapie, als wir in gemütlicher Runde zusammen im Garten meiner Eltern am Kaffeetisch saßen. Es war ein behagliches Beisammensein von vier Generationen bis zu dem Moment, als mein Großvater so nebenbei, aus heiterem Himmel, sagte: »Ja, Nettchen, sieh zu, dass du auch so alt wirst wie wir. Das wünsch ich dir von Herzen.« Sebastian zeigte daraufhin auf den Kastanienbaum, der schon seit über einem Jahrhundert majestätisch im Nachbargarten steht, und meinte: »So lange soll die Mama leben.«

Der Kuchen schmeckte auf einmal fade, der Kaffee bitter. Es wurde still am Tisch. Ich schaute in die Runde. Sah ich dort traurige Gesichter, und schienen die Farben der Blüten im Garten nicht mehr so leuchtend wie eben noch?

»Aber jetzt gerade geht es uns gut«, durchbrach ich die Stille.

»Wie recht du doch hast«, ergänzte mein Vater.

Es ist besser, die glückseligen Augenblicke im Leben auf den Handrücken zu legen und sie behutsam durch den Tag zu balancieren, als sie krampfhaft festhalten zu wollen.

Über das Sterben reden

Hat der Krebs gestreut?

Eine Garantie darauf, dass der Krebs nicht wiederkehrt, hat es nie gegeben. Aber die Zeit arbeitete für mich. Jedes gewonnene Vierteljahr sei ermutigend, meinten die Ärzte, jeder einzelne Tag, dachte ich.

Da ich keinen Schlusspunkt setzen und Krebs nicht für immer aus meinem Leben verbannen konnte, musste ich lernen, mit der Möglichkeit eines Rückfalls zu leben. Meistens gelang es mir, die lauernde Angst oder vielmehr das Bewusstsein, »ich hatte Krebs«, als Antreiber zu nutzen, mich jeden Tag neu dem Leben zuzuwenden. Meine Angehörigen, glaube ich, versuchten Gedanken an ein Rezidiv, so gut es ging, zu verdrängen, um wieder Freude und Leichtigkeit in ihr Leben einzulassen und dem gewohnten Alltag nachgehen zu können. Wenn ich hin und wieder Jo gegenüber meine Befürchtungen erwähnte, erwiderte er, dass mir Ängste ganz und gar nicht helfen würden, und wechselte das Thema. Mein Vater reagierte in solchen Situationen ähnlich: »Du bekommst keinen Krebs mehr, Schluss, aus, vorbei.«

Ich akzeptierte dieses »Schweigen«, da ich wusste, dass mir das Reden über meine Ängste keine krebsfreie Zukunft bescheren würde.

Zwei Jahre nach der Erstdiagnose entdeckten Radiologen in meinem Schienbeinknochen acht Rundherde, die sie als Metastasen interpretierten. Obwohl mir einige Monate zuvor bereits eine Gewebeprobe aus einem verdächtigen Bereich in meinem Beckenknochen entnommen worden war, die sich aber als harmlos erwiesen hatte, drängten die Mediziner auch diesmal wieder auf einen operativen Eingriff, um zu hundert Prozent die Diagnose zu sichern. Am nächsten Tag schon sollte operiert und der gesamte suspekte Bereich in meinem Schienbeinknochen herausgenommen werden. Die Ärzte wirkten sehr besorgt, und ich geriet in eine Panik, die mir regelrecht den Verstand raubte. Dabei hatte ich mir doch so fest vorgenommen, mit Ruhe und Bedachtsamkeit vorzugehen, keine übereilten Schlüsse zu ziehen oder rasche Entscheidungen zu treffen, sollte ich noch einmal mit einem bedrohlichen Befund konfrontiert werden. Aufgewühlt bat ich die Ärzte um Aufschub und weitere Kontrolluntersuchungen in einigen Wochen. Aber die Mediziner blieben fest bei ihrer Empfehlung einer sofortigen operativen Abklärung. »Denken Sie an Ihre Kinder«, ermahnten sie mich und beendeten das Gespräch mit dem Hinweis, dass es sich um einen minimalen Eingriff handeln und ich zwei oder drei Tage nach der OP schon wieder daheim sein würde.

»Lass das bloß abklären«, riet mir Jo, als ich bei meiner Rückkehr von der Untersuchung schon auf der Türschwelle verängstigt und ratlos fragte, was ich tun sollte. Er nahm mich in die Arme, versuchte mich zu beruhigen und mir Mut zu machen. »Wenn es, wie die Ärzte sagen, doch nur eine Kleinigkeit ist, dann sträube dich doch nicht. Vielleicht ist ja alles, wie letztes Mal, ganz harmlos. Oder willst du monatelang mit der Ungewissheit umherlaufen?« Immer noch von Zweifeln geplagt, rief ich meinen Vater an und bat um seinen Rat. Er war furchtbar erschrocken. An seiner Stimme hörte ich, dass er gegen die Tränen ankämpfte, als er sagte: »Geh zurück in die Klinik. Denk daran, die Mediziner sind die Experten, nicht du. Die wissen schon, was zu tun ist. Du willst doch schließlich leben!«

Von meinen Kindern sorgenvoll beaufsichtigt, packte ich für einen voraussichtlich drei Tage dauernden Krankenhausaufenthalt zwei Unterhosen, ein Nachthemd, Zahnbürste und Zahnpasta in eine kleine Reisetasche. Alle drei gaben mir noch ein Kuscheltier mit, das auf mich aufpassen sollte. Ich erklärte, warum ich zurück in die Klinik musste, und beantwortete ihre ängstlichen Fragen. »An Metastasen, falls ich überhaupt welche habe, stirbt man nicht sofort«, sagte ich Lionel. Sebastians größte Sorge war, dass der Chirurg vielleicht ausrutschte und mich mit dem Skalpell verletzen könnte. Am liebsten wollte er mitkommen und dabei sein. »So etwas passiert nicht, Chirurgen haben rutschfeste Schuhe«, beruhigte ich ihn mehrere Male.

Gerade als Jo und ich losfahren wollten, kam Charlotte ganz aufgeregt aus dem Haus gerannt, einen Pfannenheber in einer Hand, ein Fensterbild in der anderen: »Das Teddybild hab ich dir noch schnell mit dem Heber abgelöst, das sollst du mitnehmen und auf dein Fenster kleben, damit du eine schöne Aussicht hast«, keuchte sie atemlos und drückte mir einen Kuss auf die Wange. Meine Kinder winkten mir zu, und ich begann zu weinen.

Jo und meine Eltern benachrichtigten die anderen Familienmitglieder und Freunde. Alle waren geschockt, keiner wollte die Nachricht wahrhaben. Nach meinen Brustamputationen sowie der intensiven Nachbehandlung mit Chemotherapie und Bestrahlung hatte ein jeder angenommen, ich sei geheilt. Knochenmetastasen, der Anfang vom Ende – ein Gedanke, der sich nun bei vielen von ihnen aufdrängte. Jo und meine Eltern erhofften sich vom schnellen Handeln der Ärzte Zeitgewinn für mich, vielleicht sogar Heilung. Die ganze Familie betete, das Untersuchungsergebnis würde lauten: keine Metastasen!

Da Knochen zuvor entkalkt werden müssen, ehe sie vom Pathologen untersucht werden können, war der Befund allerdings erst sechs bis acht Wochen nach der Operation zu erwarten.

Viele Erkrankte und Angehörige reagieren auf die Nachricht, dass ein Rückfall vorliegt, mit wesentlich intensiveren Ängsten als bei der Erstdiagnose. Sie stellen alle vorangegangenen Bemühungen, Strategien und Behandlungen in Frage und denken: Die Therapie ist fehlgeschlagen, alles war umsonst, jetzt sind wir machtlos. Hoffnungs- und Hilflosigkeit breiten sich aus, Verwirrung, Verzweiflung und Depressionen können sich einstellen, besonders wenn der Erkrankte bereits kurz nach Beendigung der Ersttherapie, von der er sich noch gar nicht richtig erholt hat, einen Rückfall erleidet. Kann eine neue Therapie überhaupt helfen? Wird der Erkrankte das alles ein zweites Mal durchstehen können? Gibt es überhaupt noch eine Chance? Es ist unvorstellbar schwierig, in einer solchen Situation nicht zu verzweifeln und von selbst wieder Kraft, Mut und Hoffnung zu schöpfen.

Der Glaube, dass es keine Rettung mehr gibt, wenn der Krebs erneut zuschlägt, sitzt fest in unseren Köpfen. Es ist richtig, dass die Chancen auf Heilung dann geringer sind. Aber was bedeutet Heilung? Das ist doch ein recht dehnbarer Begriff. Kann ich nicht trotz meiner Erkrankung, die vielleicht nie mehr völlig verschwinden wird, noch lange leben, wie viele Menschen mit anderen chronischen Erkrankungen auch? Kommt es zu einem Rückfall, denken wir nur allzu oft in Schwarzweißbildern. Das Handtuch zu werfen und sich nicht mehr behandeln zu lassen, scheint mir nicht die beste aller Strategien zu sein. Ich habe mittlerweile zahlreiche Krebspatienten kennengelernt, die mit Metastasen schon seit vielen Jahren gut leben. Bei einigen Frauen, mit denen ich gesprochen habe, sind sogar Knochen-, Leber- und Lungenmetastasen vor Jahren schon vollständig zurückgegangen. Bei einer Metastasierung gibt es Therapiemöglichkeiten mit Aussicht auf Erfolg! Dabei betrachte ich als Erfolg nicht zwangsläufig, dass der Krebs sich für immer verabschiedet – weil eben die Chancen darauf gering sind und dieses Ziel zu erreichen mit zu viel Energieverlust und Enttäuschung verbunden sein kann –, sondern verstehe darunter vielmehr Lebensqualität und Zeitgewinn.

Wiedererkrankte sollten genau überlegen, ob sie sich kopfüber in eine operative, abklärende Diagnostik oder Therapie stürzen – so wie ich es getan habe – oder besonnen und kritisch die Situation mit den Ärzten besprechen und sich eventuell auch noch eine Zweitmeinung einholen. Den Nutzen jedweder Therapie sollte man sich von den Ärzten genau erläutern lassen, um dann entscheiden zu können, wie viel Kraft man für eine weitere Behandlung aufzubringen bereit ist. Wie groß der Behandlungserfolg bei jedem Einzelnen sein wird, hängt von vielen Faktoren ab und ist nicht voraussehbar. Die Angehörigen können den Betroffenen dabei unterstützen, indem sie ihn nicht dazu drängen, sich blindlings der Meinung des erstbesten Arztes zu fügen. Es ist jetzt außerordentlich wichtig, sowohl einen hervorragenden Onkologen, der über weitreichende Erfahrungen mit Rezidivpatienten verfügt, als auch einen kompetenten Hausarzt und vielleicht auch einen Psychoonkologen an seiner Seite zu haben.

Manche Rückfallpatienten verkriechen sich regelrecht über Wochen, wollen keine Freunde mehr sehen und mit niemandem sprechen. Andere ziehen voreilige Schlüsse und entscheiden sich gegen jede weitere Therapie, weil sie glauben, dass in diesem Stadium nichts mehr helfen kann. All diese Reaktionen sind normal und verständlich. Wichtig ist, sich Zeit zu nehmen. Zeit, um den Schock zu verarbeiten, um Informationen zu sammeln, sich mit anderen, vielleicht auch Betroffenen in ähnlicher Situation, auszutauschen und Unterstützung bei Familie und Freunden zu suchen. Meistens ändern sich die von Panik geprägten Ansichten innerhalb weniger Wochen, und der Erkrankte trifft ganz neue Entscheidungen.

Wenn ein Erkrankter sich zurückzieht und über seine Neuerkrankung und weitere Behandlungen nicht reden will, fühlen sich Angehörige oftmals völlig hilflos und wissen nicht mehr, was sie tun sollen. So erzählte mir eine Frau, wie verzweifelt sie ist, weil ihre Tochter einen Rückfall erlitten hat, sich aber nicht behandeln lassen möchte. Alles Mögliche hat sie schon unternommen, um ihre Tochter, die doch auch zwei kleine Kinder hat, davon zu überzeugen, sich therapieren zu lassen. »Nichts hilft, sie verschließt sich mir gegenüber und tut so, als wäre ich gar nicht da«, sagte sie mir. Ich versuchte, ihr nahezulegen, dass es vielleicht die beste Lösung für sie und die Tochter sein könnte, diese Bemühungen einzustellen und ihrer Tochter zu versprechen, sie fortan nicht mehr mit ihren eigenen Ängsten und Ratschlägen zu belasten, aber für sie da zu sein, wenn sie die Hilfe ihrer Mutter braucht.

Erfahren Angehörige, dass sie bei dem Erkrankten kein Gehör finden, ist es manchmal besser, wenn sie sich zurückhalten und ihn nicht mehr bedrängen, damit er den nötigen Freiraum erhält, um selbst überlegen und entscheiden zu können.

Obwohl die Familie bei einem Rückfall ebenfalls mit großen Verlustängsten zu kämpfen hat, sollte sie der Versuchung widerstehen, sofort den Arzt danach zu fragen, wie viel Zeit dem Erkrankten noch bleibt. Und schon gar nicht sollte das hinter dessen Rücken geschehen, ganz besonders dann nicht, wenn es dem Betroffenen relativ gutgeht und der Krebs nicht akut lebensbedrohlich ist. Kein Arzt kann hellsehen, warum also Hoffnung zerstören? Ich kenne einen an Lungenkrebs erkrankten Mann und dessen Frau, denen die Ärzte nach seiner Behandlung gesagt hatten, dass er höchstens noch ein Jahr leben würde. »Es wurde immer mehr zur Hölle, je näher das Ende des vorhergesagten Jahres rückte«, erzählte mir seine Frau. Nun hat ihr Mann die Prognose aber schon fünf Jahre überlebt! In meinem eigenen Fall erinnere ich mich an den Psychologen, der, als ich nach der Chemo- und Strahlentherapie laut überlegte, vielleicht wieder meine Arbeit aufzunehmen, mich als realitätsentrückt abstempelte. Er bedachte mich deswegen mit den harschen Worten: »Ich kann Ihnen all meine medizinischen Fachbücher geben, in denen schwarz auf weiß geschrieben steht, wie Ihre Prognose aussieht. Also, anstatt Ihre Zeit zu vergeuden, nutzen Sie sie lieber dazu, eine Ersatzmutter für Ihre Kinder zu suchen.«

Für die Angehörigen ist es ebenso kräftezehrend wie für den Erkrankten selbst, mit der Ungewissheit des Krankheitsverlaufs zu leben. Manchmal »wollen« sie lieber die Gewissheit haben, dass es zu Ende geht, als noch einmal mit aller Kraft zu hoffen, um dann nach einem langen Weg voller Mühsal, Angst und Leid doch wieder erschüttert zu werden. Das ist zwar sehr verständlich, darf aber keineswegs dazu führen, dass sie sich innerlich von dem Erkrankten bereits verabschieden, sich zurückziehen und ihn allein lassen. Der Heilungsverlauf eines Krebskranken ist eben nicht, wie viele Menschen immer noch annehmen, geradlinig. Es gibt nicht nur die Alternative: Entweder schafft es der Patient, den Krebs zu überwinden, oder er stirbt. Der Weg kann sehr lang, voller Windungen, Hürden und unvorhersehbarer Entwicklungen sein. Hilfreich ist es sicherlich, immer wieder gemeinsam, durch Gespräche mit den Ärzten, ausführliche Informationen darüber zusammenzutragen, wie das Fortschreiten der Erkrankung behandelt werden kann, um noch möglichst lange und gut leben zu können.

Eine an Brustkrebs erkrankte Frau, die seit acht Jahren bereits mit Metastasen lebt, erzählte mir: »Das Schwierigste überhaupt ist, den Mittelweg zu finden, nicht gleich in Panik zu geraten, sollten sich Blutwerte verschlechtern oder auf Röntgenbildern neue Tumore erscheinen. Mit solchem Auf und Ab muss ich leben. Ich versuche, darauf zu hören, was mein Körper mir sagt, ob ich ihm eine weitere Therapie zumuten kann, und spreche darüber mit meinem Arzt. Herauszufinden, was noch geht und was nicht, kommt mir manchmal vor wie eine Wanderung auf ganz dünnem Eis, aber ich habe einen sehr guten Onkologen, der mir zuhört und mich schonend behandelt. Und ich habe eine wundervolle Familie und Freunde, die mich unterstützen. Mit ihrer Hilfe habe ich trotz meiner Erkrankung ein schönes Leben.«

Carmen ist jeden Tag an meiner Seite

»Warum kommt Mama nicht zurück?«, fragten meine Kinder, als ich drei Tage nach der »Kleinigkeit« der Probeentnahme nicht wie versprochen wieder zu Hause war.

Durch eine Verkettung schrecklicher Umstände war ich akut schwerkrank geworden und hatte als Folge des abklärenden Eingriffs am Schienbein eine Fußheberlähmung erlitten, und der operierte Markraum sowie das gesamte umliegende Gewebe hatten sich mit einem multiresistenten Keim infiziert. Immer wieder hoch fiebernd und mit septischen Schocks wurde ich innerhalb der nächsten Monate neunmal in vier verschiedenen Krankenhäusern am Schienbeinknochen operiert. Der pathologische Befund der Probeentnahme aus meinem Schienbeinknochen hatte zwar auf harmlose Veränderung des Knochenmarks nach hochdosierter Chemotherapie gelautet – also kein Krebs! –, doch sollte ich danach noch fast ein Jahr ununterbrochen in Klinikbetten verbringen. Immer wieder traten unvorhergesehene, dramatische Komplikationen auf. Die Ärzte kämpften um meinen Unterschenkel, und ich rang um mein Leben. In diesen Monaten war ich mehr denn je auf meine Helfer angewiesen. Ganz besonders brauchte ich Carmen und meine Familie, ihre Liebe und tatkräftige Unterstützung. Monatelang musste meine Familie fast zaubern, immer wieder organisieren, wer mich wann besuchte, was man mir zu essen mitbrachte, wer die Kinder am Wochenende und in den langen Sommerferien versorgte. Jeder half, wie bei der Ersterkrankung, so gut er konnte. Die Situation war diesmal allerdings ganz anders. Zum ersten Mal seit meiner Krebserkrankung ging es mir körperlich sehr schlecht, und ich baute von

Tag zu Tag immer mehr ab. Die gegen Antibiotika resistenten Bakterien im Knochen überschwemmten meinen ganzen Körper, so dass die Wunde lange Zeit zweimal wöchentlich chirurgisch gereinigt werden musste. Von Morphium benebelt, von Schläuchen und vor Schwäche ununterbrochen an das Bett gefesselt, döste ich Tage und Nächte in einer unwirklichen Welt. »Der reinste Horror«, so beschreiben meine Lieben heute die damalige Situation.

Da ich in einem Krankenhaus lag, das von Carmens Wohnort weit entfernt war, konnte sie mich nicht jeden Tag besuchen. Aber sie rief mich mehrmals täglich an, immer um die gleiche Zeit, morgens gegen halb neun, mittags um halb eins und abends, wenn ihre Kinder im Bett lagen. Manchmal konnte ich kaum mit ihr sprechen und nur unverständliches Zeug in den Hörer lallen. Auch wenn es mir sehr schlecht ging, wartete ich auf ihre Anrufe und sehnte mich sogar im Halbschlaf nach ihrer Stimme. Mit ihr konnte ich so sein, wie ich war, voller Angst und Schmerzen, dann auch wieder hoffnungs- und humorvoll und manchmal auch nur apathisch aufgrund der vielen Schmerzmittel. Meine Angehörigen waren so bestürzt und voller Angst, mich zu verlieren, dass sie sich in den Momenten, in denen ich einfach nur einen Zuhörer, Verständnis, mutmachende Worte oder ein belangloses Gespräch suchte, sehr schnell verkrampften oder sehr traurig wurden. Carmens entspanntere Art und Weise im Umgang mit mir spendete Trost und gab mir das Gefühl, nicht allein zu sein und verstanden zu werden. Auch wenn ich nur jammerte, sie rief mich trotzdem wieder an. Unermüdlich versuchte sie, mir ein bisschen von dem Leben da draußen zu vermitteln, erzählte von ihren Kindern oder unseren gemeinsamen Erlebnissen während der Schulzeit. War ich einigermaßen wach, konnten wir sogar manchmal über unsere Geschichten lachen. Doch es kam viel häufiger vor, dass ich ihr unter Tränen anvertraute: »Ich spüre, ich werde es nicht schaffen.« Als ich eines Morgens schluchzend von mir gab: »Ich kann mich nicht einmal mehr aufsetzen«, weinte Carmen zwar mit mir, sagte aber: »Du hast den Krebs überlebt. Ich werde nicht daran glauben, dass ich dich wegen einer Entzündung verliere.« An den OP-Tagen, dienstags und donnerstags, saß sie meistens bereits an meinem Bett, wenn ich nach der Operation zum ersten Mal erwachte, war einfach da, hielt meine Hand, tröstete mich und schellte nach einer Schwester, wenn sie meinte, ich hätte Schmerzen oder Durst. »Ich bin da«, flüsterte sie ab und zu sanft und streichelte mich. Diese einfachen Worte beruhigten mich so sehr und ließen mich mit der Gewissheit einschlafen, nicht allein zu sein. Ich erinnere mich daran, dass ich einmal mit dem dringenden Verlangen aufwachte, mit Carmen das Schicksal meiner Kinder zu besprechen, falls ich sterben sollte. Meine Kleinen sollten auf keinen Fall getrennt werden – sie versprach mir, dass sie dafür sorgen würde.

Mein Zustand verschlechterte sich rapide, und ein zusätzliches Grippevirus schwächte mich so sehr, dass ich eines Tages nicht mehr in der Lage war, eine Tasse zum Mund zu führen. Mittlerweile war auch meine Familie völlig verzweifelt. Hilflos musste sie mit ansehen, wie jede Therapie fehlschlug. Wieder und wieder wurde ich in eine andere Klinik oder auf eine andere Station verlegt. Carmen musste sich von meinen Eltern fast täglich eine neue Telefonnummer geben lassen. Sie versuchte weiterhin, mich mehrmals am Tag zu erreichen, obwohl wir nur noch traurige Gespräche führten, weil es mittlerweile überhaupt keine guten Nachrichten mehr gab. Viele Male kämpfte sie mit sich selbst, ob sie diese schmerzvollen Telefonate noch weiterhin ertragen wollte und konnte. »Häufig hatte ich schon morgens beim Aufwachen Bauchschmerzen, weil ich wusste, dass du auf meinen Anruf wartest, ich mich aber fast schon davor fürchtete, wieder nur Schreckliches zu hören. Ich rief dich an und heulte anschließend«, erzählte mir Carmen vor kurzem, als ich sie fragte, wie es ihr damals ging. Zu der Zeit konnte ich kaum noch sprechen und weinte überwiegend. Neben entsetzlichen Schmerzen wuchs in mir die unermessliche Angst, sterben zu müssen. Manchmal schrie und weinte ich diese seelischen Qualen heraus und dachte dann, ich würde völlig den Verstand verlieren. Eines Abends nahm mich Carmen in die Arme mit den Worten: »Ich habe das Gefühl, du hast dich verloren. Irgendwie bist du auf dem falschen Dampfer. Mir hast du einmal gesagt: ›Entscheidend im Leben ist, immer zu erkennen, ob Situationen verändert werden können oder nicht.‹«

Als ich nach diesem Gespräch mitten in der Nacht aufwachte, wurde mir mit einem Schlag klar, wie recht sie hatte. Ich wollte mit aller Gewalt einen Strom aus Schmerzen, Angst und Traurigkeit bezwingen und lief dabei Gefahr, in seinen Fluten zu ertrinken. Durch weiteres Kämpfen würde ich nur noch meine letzten Energiereserven verlieren, dachte ich. Und so entschloss ich mich, loszulassen und den Kampf der inneren Auflehnung zu beenden. Ich glaube, dass dadurch mein gequälter Körper endlich eine erste Chance bekam, sich zu entspannen und seine Selbstheilungskräfte zu aktivieren. Irgendwann in den folgenden Tagen spürte ich, zunächst noch verhalten, später dann immer deutlicher, Momente, in denen die Schmerzen nachließen. Die schmerzfreien Intervalle wurden mit der Zeit immer länger, und allmählich begann ich, anstatt zu klagen, dankbar dafür zu sein, dass ich kleine Dinge, wie ein Stück Zwieback essen, einmal auf der Bettkante sitzen, zum Waschbecken im Rollstuhl fahren, nach und nach wieder selbständig erledigen konnte.

Die nachfolgenden Operationen und neue Medikamente waren erfolgreicher, und mit Hilfe von Ärzten, Carmen, meiner Familie und sicherlich vielen anderen unsichtbaren Faktoren habe ich es schließlich doch noch geschafft.

Nach zehn Monaten kehrte ich heim.

Keinesfalls möchte ich mit diesem »Happy End« andeuten, dass Freunde nur den richtigen Satz sagen müssen, und schon ist der Erkrankte gerettet. Vielmehr liegt mir am Herzen, zu verdeutlichen, wie sehr Freunde dem Erkrankten helfen können. Im Unterschied zu den engsten Familienangehörigen sind sie gefühlsmäßig in dieser Situation nicht so sehr belastet, denn sie leben ihr eigenes Leben, haben einen Partner, Freundeskreis, Beruf, vielleicht auch Kinder. Ihre Lebensinhalte sind nicht bedroht, sollte der Erkrankte es nicht schaffen. Weil ihnen diese Angst fehlt, können sie sich unbefangener, daher gelassener verhalten, gut zuhören, eine andere Sicht auf die Dinge äußern und dem Erkrankten Halt geben sowie Trost und Mut spenden.

Es war Carmens bedingungslose, natürliche Anteilnahme während all der Zeit, in der es mir so schlecht ging, die mir so sehr geholfen hat. Sie hielt meine Hand, wenn ich sie brauchte, sie hörte zu, wenn ich erzählte, sie weinte mit mir, malte lustige Geschichten aus, damit ich das Lachen nicht verlor, und manchmal saß sie nur an meinem Bett, um da zu sein. Sie hatte die nötige Stille, um zu erkennen, was ich suchte und brauchte, so wie an jenem Abend, als sie sagte, sie glaubte, ich hätte mich selbst verloren. Das war keine ängstliche oder drängende Ermahnung, sondern eine einfache Feststellung.

Ich muss über den Tod nachdenken

Früher, vor meiner Krebserkrankung, hatte ich ganz selbstverständlich angenommen, so alt zu werden wie meine Großeltern, die inzwischen über neunzig sind. Um meine Vergänglichkeit werde ich mich später einmal kümmern, sagte ich mir, wenn ab und zu ein flüchtiger Gedanke an das Sterben und den Tod sich meldete. Erst als ich an Krebs erkrankte, wurde mir klar, wie schutzlos und angreifbar Leben auch in jungen Jahren sein kann, doch auseinandersetzen wollte ich mich mit dem Tod deswegen noch lange nicht. Ich empfand es als gefühllos und dreist, wenn irgendwer im Zusammenhang mit meiner Erkrankung auf das Thema Sterben und Tod zu sprechen kam. Den Zeitpunkt für solche Überlegungen wollte ich selbst auswählen und ihn nicht von anderen aufgezwungen bekommen. Eine gedankliche Auseinandersetzung mit dem Tod, davon war ich damals überzeugt, hätte mich zu sehr geschwächt, mir möglicherweise meine Kraft, Hoffnung und meinen Mut geraubt, um einen Weg zu finden, mit dieser Krankheit zunächst leben zu können. Da ich mich recht lebendig fühlte und wusste, dass der Krebs mein Leben nicht unmittelbar bedrohte, ich also höchstwahrscheinlich nicht von heute auf morgen sterben würde, verschob ich düstere Gedanken erst einmal auf unbestimmte Zeit.

Doch als ich aufgrund der Entzündung im Schienbein um mein Leben ringen musste und monatelang in der Klinik lag, stand der Tod plötzlich neben mir und versuchte etliche Male, mich zu fassen. Er drängte sich in meine Gedanken und Gefühle, so als wollte er mich zu einer Unterhaltung zwingen. Alle meine Anstrengungen, ihn zu verscheuchen, scheiterten, und je mehr ich versuchte, mich ihm gedanklich zu verweigern, umso vehementer lehrte er mich das Fürchten. Der Tod war sehr präsent geworden, und ich begriff, dass er aus meinem weiteren Leben nie mehr vollständig wegzudenken wäre.

Warum haben wir eigentlich solch entsetzliche Angst, uns mit dem Tod zu befassen, obwohl er jedem absolut gewiss ist?

Ich bin als Kind und in meiner Jugendzeit nie direkt mit ihm in Berührung gekommen, denn in meiner Familie und auch im Freundeskreis meiner Eltern hat es kaum Todesfälle gegeben – schon gar nicht von jüngeren Menschen. Wie für viele andere Menschen auch, bedeutete der Tod in meiner vagen Vorstellung Verlust, Trauer, Leiden und eine schmerzhafte Ungewissheit über ein Danach, so dass ich mich nicht freiwillig mit ihm beschäftigen wollte. Der Tod gehört für uns nicht mehr zum Leben dazu. Wir vermeiden das Thema, als ob wir durch Gespräche darüber den Tod anziehen und deshalb früher sterben würden.

Völlig überfordert suchte ich Hilfe bei meinen Liebsten, merkte aber sehr bald, dass niemand bereit war, mit mir über den Tod zu sprechen, denn alle waren nur zu froh, dass ich endlich wieder zu Hause sein konnte und das Schlimmste erst einmal überstanden hatte. Auch Carmen gab mir zu verstehen, dass sie dieses Thema zu sehr bedrücken würde. So mussten wieder einmal Bücher herhalten und wurden für die nächste Zeit zu meinen Begleitern und Aufklärern. Zunächst, als ich für Einkäufe noch zu schwach war, bat ich Carmen, mir Literatur zu besorgen. Später dann stöberte ich selbst in Buchhandlungen und las viele Werke von Autoren unterschiedlichster Religionszugehörigkeit über das Sterben und ein mögliches Leben nach dem Tod. Zu meinem Erstaunen machte mir das Studieren dieser mir bis dahin recht unbekannten Materie keine Angst. Im Gegenteil, ich sog das Gelesene regelrecht auf. Ich erkannte meine größten Ängste: Menschen, die ich sehr liebte, nach dem Tod nie mehr wiedersehen zu dürfen und diese Welt, auf der ich so gerne lebte, verlassen zu müssen. Manchmal tröstete ich mich mit dem Gedanken, dass wir alle – ohne Ausnahme – irgendwann werden Abschied nehmen müssen. Auch ganz andere Überlegungen stellte ich an, wie wichtig wir Menschen uns doch nehmen, dass wir für völlig unbedeutende Dinge viel Energie und Zeit aufwenden und dabei das Wesentliche im Leben häufig gar nicht wahrnehmen. Aber am meisten beschäftigte mich das Abschiednehmen vom Leben. Die Bücher lehrten, wie bedeutsam für den Erkrankten in dieser letzten Phase seines Lebens die Familie und Freunde sind und dass es eine Voraussetzung ist, den Tod nicht zu leugnen, um bewusst voneinander Abschied nehmen zu können. Die Betrachtung, dass man das Sterben auch mit ins Leben nehmen kann, weil es zu den natürlichsten Aufgaben gehört, die unser Dasein uns zu bewältigen aufgibt, berührte mich sehr.

Nur sah ich um mich herum eine sich ganz anders darstellende Realität. Der Tod wird verleugnet, in einsamen Zimmern am Ende der Klinikflure oder in Altenheimen versteckt und wird erst sichtbar, wenn ein Mensch verstorben ist. Eine Krankenschwester hat mir einmal erzählt, dass sie immer wieder beobachtet, wie sehr vor allem die Angehörigen den bevorstehenden Tod des Erkrankten verleugnen, manchmal bis zu dessen letztem Atemzug, und der Sterbende nicht selten bis zum Schluss bemüht sei, seine Liebsten zu schonen. »Viele gehen frühmorgens von uns, wenn niemand aus der Familie da ist«, sagte sie und fügte hinzu: »Sie verlassen ihr Leben, ohne sich zu verabschieden – weil man sie nicht lässt.«

Heute weiß ich aus Briefen und Erzählungen von Betroffenen sowie aus Berichten von Krankenschwestern, Pflegern und Ärzten, dass die meisten schwerkranken Menschen einsam diese Welt verlassen. Vor der Tür trocknen die Besucher schnell ihre Tränen, und am Bett des Sterbenden wird versucht, ihm Mut zu machen, obwohl er meistens ohnehin spürt, wenn der Tod naht. Elisabeth Kübler-Ross zitiert in einem ihrer Bücher die Worte eines todkranken Patienten: »Versucht nicht, vor mir zu verbergen, dass ich sterbe. Wie könnt ihr mir das verschweigen? Begreift ihr nicht, dass alles Lebende mich daran erinnert, dass ich sterbe?«

Ist das Verleugnen und das »So-tun-als-ob« nicht ein entsetzlicher Kampf gegen das Leben?, frage ich mich. Wie kann sich der Sterbende vom Leben verabschieden, wenn man ihm nicht die Wahrheit sagt oder Angehörige die Wahrheit nicht zulassen? Wie kann er dann noch Dinge klären, die vielleicht auf seinem Herzen lasten, oder seinen Kindern eine Botschaft hinterlassen, die ihnen hilft, den Verlust besser zu überwinden?

Angehörige, die einen geliebten Menschen bis zu seinem Tod begleitet haben, erzählen mir, dass sie den Verlust nur überwinden konnten, weil sie Zeit hatten, sich gemeinsam auf den Abschied vorzubereiten. Es sei für sie tröstlich, dass sie die letzte, so schmerzliche Phase haben teilen können und den Erkrankten mit ihrer Liebe und Fürsorge unterstützen.

Vielen Menschen bleibt dies jedoch verwehrt, weil sie durch einen unerwartet schnellen Tod oder Unfall voneinander getrennt werden. Ich denke, dass es für alle, sowohl den Betroffenen als auch seine Angehörigen, eine Gnade sein kann, wenn sie die Möglichkeit haben, voneinander Abschied zu nehmen.

Meine eigene Erfahrung, den Tod so nah gespürt zu haben, die Betrachtungen in den Büchern und die zahlreichen Erzählungen bewirkten, dass ich über meinen letzten Weg, den ich im Leben werde gehen müssen, anfing nachzudenken. Was würde ich tun, sollte ich eines Tages zum Beispiel mit unaufhaltsam fortschreitenden, nicht behandelbaren Metastasen konfrontiert werden oder die Entzündung im Schienbeinknochen nicht mehr einzudämmen sein? Wo möchte ich sterben, zu Hause, auf einer Palliativstation oder in einem Hospiz? Würde ich alleine sein oder immer einen meiner Liebsten bei mir haben wollen? Würde ich mit den Kindern darüber reden, ihnen für ihre Zukunft eine kleine Botschaft mitgeben, ihnen vielleicht noch einen Brief schreiben? Würde ich Schmerzen ertragen und erst, wenn sie unerträglich geworden sind, Morphium verlangen, um so lange wie möglich bei vollem Bewusstsein im Leben zu bleiben? Die Antworten auf diese Fragen formten schließlich – über Monate – meine Vorstellung, wie ich meine letzten Tage leben wollte, sollte es denn an der Zeit sein und ich die Chance haben, den Sterbevorgang bewusst mit entscheiden zu können. Mehr denn je gab es nun für mich allen Grund, mit meiner Familie darüber zu reden. Das Unausgesprochene belastete und bedrückte mich. Ich brauchte Klarheit, musste die Familie mit einbinden und allen erklären, was ich mir für den Fall des Falles vorstellte und wünschte. Doch meine Liebsten wehrten sich vehement. Nie war es der richtige Zeitpunkt. »Du hast doch erst einmal alles gut überstanden, und wir brauchen jetzt Ruhe nach dieser schrecklichen Zeit. Jetzt lass mal sein«, sagten mir einmal meine Eltern. Das nächste Mal war der Tag zu schön, ein anderes Mal schmeckte das Essen gerade zu gut, dann waren die Kinder dabei. Für meine Familie gab es immer einen Grund, dieses Thema zu vermeiden, so dass es über lange Zeit unfertig in mir liegen blieb.

Bis zu dem Tag, fast zwei Jahre später, als an einem lauen Sommerabend im Garten meiner Eltern ein Grillfest vorbereitet wurde. Fast alle halfen dabei, die Kinder wickelten Kartoffeln in Folie, mein Vater sortierte Fleisch und Würstchen, meine Schwester und ich bereiteten die Spieße vor, und meine Mutter fertigte die Soßen an. Alle freuten sich schon darauf, an einem reichhaltig gedeckten Tisch zu sitzen und bis in die Nacht zu speisen und zu plaudern. Jo und mein Schwager zündeten gerade die Holzkohle an, als es plötzlich einen großen Aufschrei gab: »Opa, Opa, die Frida ist nicht mehr da!«, rief Sebastian, der es vorgezogen hatte, die Fische im Teich zu zählen, anstatt bei den Vorbereitungen mitzuhelfen. Im Nu standen alle Kinder am Teich und suchten Frida, den einzigen weißen Fisch. »Jetzt haben sie es doch bemerkt«, sagte mein Vater, als er zu den Kindern ging, um ihnen zu erklären, dass Frida vor ein paar Tagen verstorben sei. Die Kleinen stellten viele Fragen, was Fridas Partner Fridolin und ihre Babys, die sie erst vor einer Woche bekommen hatte, jetzt ohne sie machen, wo Frida jetzt sei und ob alle anderen Fische sie nun vermissten und traurig wären. Ich hörte Ausrufe wie »schade« oder »die Arme«. Der Tod des Fisches und die Fragen der Kinder – das traf mich bis ins Mark, und um Fassung zu bewahren, musste ich aufstehen und kurz ins Haus gehen. Nach dem Essen, als die Kinder im Keller Versteck spielten und wir Erwachsenen am Tisch uns mit den Worten »Auf diesen schönen Abend!« zuprosteten, flossen mir plötzlich die Tränen über die Wangen. Bestürzt schauten mich alle an. »Was ist los?«, fragte mein Vater. Jo wollte mich sofort in die Arme nehmen. Ich wich der Umarmung aus, denn ich wollte keinen Trost, sondern reden, einfach nur reden. »Ich brauche euch, bitte«, schluchzte ich, »hört mir zu.« Und dann platzte es aus mir heraus, und keiner hatte mehr die Möglichkeit einzuwenden, es sei jetzt nicht der richtige Moment.

Wenn das Schicksal mir eine Wahl lässt, dann möchte ich nicht zu Hause sterben, damit die Familie nicht rund um die Uhr belastet wird, aber ebenso wenig in einem verlassenen, kahlen Zimmer am Ende eines Klinikflurs. Lieber auf einer Palliativstation oder in einem Hospiz, mit Schwestern, Pflegern und Ärzten, die in Sterbebegleitung erfahren sind. Ich möchte in einem Bett am Fenster liegen, um in den Himmel schauen zu können, und meine Familie und Freunde abwechselnd um mich haben; solange es geht, ohne Schmerzmittel sein, um von allen, besonders meinen Kindern, bei wachem Verstand Abschied nehmen zu können. Man dürfte sie mir auf keinen Fall vorenthalten, um sie zu schonen, denn ich glaube, nichts ist für Kinderseelen schädigender, als sie der Möglichkeit zu berauben, sich von ihrer Mutter oder ihrem Vater zu verabschieden.

Dass ich wie selbstverständlich über den Tod sprach, so als würde ich ihm völlig furchtlos entgegensehen, empfanden fast alle am Tisch als höchst befremdlich. »Wie kannst du nur einfach so darüber reden?«, fragte mein Vater und fügte hinzu: »Du sollst mich überleben, mich eines Tages beerdigen und nicht ich dich.« Natürlich konnte ich meinen Vater verstehen. Alle Eltern wollen, dass ihre Kinder sie überleben. »Vielleicht werde ich ja auch noch uralt«, lenkte ich ein, erklärte aber, dass es für mich unerträglich gewesen sei, mit ihnen darüber nicht schon früher geredet haben zu dürfen, zumal die Gefahr, dass ich durch Krebs oder die Entzündung mein Leben verlieren könnte, schließlich bestehe. Ich hatte nicht erwartet, dass meine Familie mit großem Enthusiasmus über das Sterben und den Tod reden würde, aber ich war froh und unglaublich erleichtert, endlich einmal alles ausgesprochen zu haben und zu wissen, dass meine Familie mich nicht alleinlassen würde.

Mit der Zeit merkte ich dann, dass dieses Gespräch nachhaltig bei jedem Einzelnen etwas in Bewegung gesetzt hatte, denn der Tod sollte fortan kein Tabuthema mehr sein.

Leben leben

Wenn mich jemand fragt, ob der Krebs mein Leben verändert hat, kann ich das nur bejahen und hinzufügen, dass nichts mehr so ist wie früher einmal. Auf die nächste Frage, die fast immer folgt: »Und das Leben Ihrer Familie?«, antworte ich: »Sicherlich ist es bei jedem Einzelnen anders geworden und wenn auch nur so weit, dass auf sensible Art und Weise Gefühle anders wahrgenommen werden.«

Eigentlich ist alles ständig im Wandel und daher nichts voraussehbar. Ich war gerade dabei, mir Gedanken über das letzte Kapitel dieses Buches zu machen, als plötzlich, kurz vor Weihnachten, diffuse Schmerzen in meinem Oberkörper auftraten, die allmählich immer stärker wurden. Zunächst wollte ich keine »abklärende Diagnostik«, sondern lediglich Massage und Neuraltherapie gegen die Beschwerden, und vor allem wünschte ich, dem neuen Jahr mit Gleichmut, ohne Hiobsbotschaft entgegensehen zu können. Vergeblich. Vier Wochen später drängten mich die Schmerzen und folglich auch mein Arzt zu einer gründlichen Untersuchung.

Ganz deutlich konnte man auf den CT- und MRT-Bildern einen Bruch der dritten Rippe sehen, genau einen Zentimeter neben der Wirbelsäule, an ihrer dicksten Stelle, an der normalerweise ein Rippenknochen – ohne Sturz oder Schlag – nicht von allein bricht. »Der Bruch kann durch eine geplatzte Metastase ausgelöst worden sein«, meinten die Mediziner, und sofort wurde eine Reihe von Untersuchungen durchgeführt, um mögliche andere Knochen- oder Organmetastasen auszuschließen. Dieses sogenannte »staging« fiel gut für mich aus, denn alles Weitere in meinem Körper war – so die Ärzte – »unauffällig«. Nun wurde überlegt und beraten, was mit der Rippe geschehen müsste. Sollte man sie bestrahlen, operieren oder in Ruhe lassen? Schlimmstenfalls könnte sie meine Lunge durchstoßen, der Herd möglicherweise streuen. Am Ende der Diskussion wurde mir wieder einmal eine Operation empfohlen. Das gesamte Rippenstück, von der Wirbelsäule bis hin zum Schulterblatt, sollte herausgenommen werden. Da eine schonende Probeentnahme nicht möglich war, würden Thoraxchirurgen den nicht ganz einfachen Eingriff durchführen müssen. Allerdings hörte ich aus den Diskussionen der Ärzte heraus, dass sie nicht alle gleicher Ansicht waren. Vor allem unter den Radiologen herrschten die unterschiedlichsten Meinungen. Da die einen Metastasen sahen, die anderen überhaupt keine, wurde ich hellhörig. So schnell würde ich mich nicht mehr auf einen OP-Tisch legen, ganz besonders dann nicht, wenn vieles noch unklar war. Der Fall mit meinem Schienbein hatte mich gelehrt, nicht überstürzt zu handeln, sondern wachsam und kritisch zu bleiben. Mit dem Einverständnis der behandelnden Ärzte entschied ich, eine Zweitmeinung einzuholen. Meine Familie unterstützte diese Entscheidung tatkräftig. Jo nahm sich ein paar Tage frei, um die Kinder nach der Schule betreuen zu können. Meine Eltern stornierten ihre Urlaubsreise nach Spanien, weil sie die Kinder am Wochenende zu sich nehmen und Jo damit entlasten wollten. So reiste ich mit dem Schnellzug und meinen neuesten Röntgenbildern nach Norddeutschland, um mich ein zweites Mal von einem Expertenteam untersuchen und beraten zu lassen. Nach Ansicht der dortigen Mediziner war nichts dagegen einzuwenden, vorerst vier Monate abzuwarten und danach erneut Kontrolluntersuchungen machen zu lassen. Natürlich gaben sie mir keine hundertprozentige Garantie, dass ich dadurch nicht ein erhöhtes Risiko einging, aber ich glaubte, damit gut leben zu können. Auch die mich in meiner Heimatstadt behandelnden Onkologen waren mit diesem Vorschlag einverstanden, wechselten aber vorsorglich das Medikament meiner seit fünf Jahren andauernden Hormontherapie, falls der Herd in der Rippe doch von Metastasen herrühren sollte.

Manchmal denke ich, es gibt kein Entkommen mehr. Immer, wenn sich das Leben gerade wieder ein bisschen normal anfühlt und ich glaube, Pläne für die Zukunft schmieden zu dürfen, werden sie mir mit einem Mal von einer düsteren Diagnose durchkreuzt. Plötzlich bin ich wieder »mittendrin«, und alles, was mir einen Augenblick zuvor noch wichtig erschien, wird auf einmal völlig unbedeutend. Dann zählt nur noch, dass ich leben will.

Aber diesmal war es etwas anders. Ich fühlte mich nicht restlos verloren und verspürte keine Panik. Auch meine Familie war weder aufgelöst, noch drängte sie mich zu Entscheidungen. Sollten wir gelernt und uns an die Situation schon ein wenig gewöhnt haben? Ich kann es nicht genau erklären, aber da war dieses Gefühl von: »Das hatten wir doch schon einmal.« Natürlich weinten wir, waren traurig und hatten Angst. Auf der Geburtstagsfeier meiner Mutter fing ich plötzlich an, vor versammelter Mannschaft, einschließlich der Kinder, zu weinen. Aber wir konnten uns ganz selbstverständlich und natürlich in die Arme nehmen. Das war sehr tröstlich und gar nicht schmerzhaft. Zum ersten Mal seit meiner Krebserkrankung verspürte ich nicht mehr den Zwang, mich beherrschen zu müssen. Ich glaube, dass uns das allen gutgetan hat. Wir waren ehrlich und brauchten daher auch nicht viele Worte – es gab kein Zureden oder Wegwischen, weil keiner Ängste zu verbergen suchte. Nachdem wir unsere Gefühle gezeigt, uns gegenseitig gehalten und getröstet hatten, wussten wir, dass wir gemeinsam den Weg gehen würden, wohin auch immer er führen würde.

Allerdings war es nicht ganz so einfach für mich, wieder in Unwissenheit zu schweben, ohne einen Anhaltspunkt, wo genau ich war. Klarheit darüber würde erst in der Zukunft entstehen, doch ich wollte trotz der Ungewissheit in vollen Zügen im Jetzt leben. Wenn die Angst zu groß wurde und mich verunsicherte, versuchte ich, logisch zu denken: »Du hast jetzt eine Entscheidung getroffen. Weiterhin dich von Angst beherrschen zu lassen, raubt dir nur Freude und macht nichts ungeschehen, nichts wird dadurch besser.« Gelang es mir nicht, was gelegentlich auch vorkam, mich selbst zu überzeugen, sprach ich mit Jo über meine Sorgen und Ängste, und manchmal weinte ich in seinen Armen. Im Großen und Ganzen aber war ich durch meine Familie und viel Arbeit gut abgelenkt. Außerdem traf ich mich einmal in der Woche mit Carmen. Ihre humorvolle Art war in dieser Zeit besonders wohltuend. Wir ließen fünf gerade sein, gingen ins Kino und schmiedeten Pläne für eine Reise nach Paris.

Jo war froh darüber, dass dieser neue Verdacht auf Metastasen mich nicht dazu bewegt hatte, mich sofort unter das

Messer zu legen. Das Leiden an den Komplikationen nach dem letzten unnötigen Eingriff am Schienbein war noch sehr frisch in unser aller Gedächtnis. Liebevoll nahm er auf meine Ängste und Sorgen Rücksicht. War ich mal besonders still, erahnte er, was in mir vorging, und nahm mich sofort in seine Arme oder fragte mich, ob ich mit ihm über meine Sorgen reden wollte.

Mit der Zeit hat Jo sich verändert und erkannt, dass er auch auf sich selbst achten muss. Nachdem er jahrelang nur zurückgesteckt und für andere funktioniert hat, geht er nun wieder seinen Hobbys nach. Neben der neuen Gestaltung unseres Gartens fertigt er Skulpturen an, die so bezaubernd und einzigartig sind, dass mittlerweile Kunsthäuser und Galerien Interesse daran bekundet haben. Durch diese schöpferische Tätigkeit hat er ein wenig Abstand zu den Alltagssorgen gefunden, kann manchmal einfach alles hinter sich lassen und ganz und gar bei dem sein, woran er gerade arbeitet. Jo ist dadurch viel ausgeglichener und lebensfroher und unser Zuhause ein fröhlicheres geworden.

Die Kinder hatte der neuerliche Verdacht auf Metastasen belastet. Über längere Zeit träumten sie stark und wollten in meinem Bett schlafen. Also ließ ich sie abwechselnd bei mir übernachten. Trotz allem sind sie Kinder geblieben. Sie spielen viel draußen, klettern auf Bäume und fahren auf ihren Inline-Rollschuhen um die Wette. Ich hätte ihnen so gerne diese Sorgen erspart, aber vielleicht erleben wir gerade deshalb viele gemeinsame Augenblicke so intensiv, dass wir uns manchmal wünschen, die Zeit möge stillstehen. Vielleicht habe ich den Kindern ein Bäumchen in ihre Seelen pflanzen können, weil sie jetzt schon erahnen, was das Wesentliche im Leben ist.

Meine Eltern flogen nach Spanien, kurz nachdem ich aus

Norddeutschland mit der Nachricht zurückgekommen war, dass ich mich nicht operieren lassen, sondern zunächst abwarten würde. »Jetzt brauchen wir unseren Urlaub«, meinten sie. Auch sie haben gelernt, für sich zu sorgen, wenn die akute Phase, in der sie gebraucht werden, vorüber ist. Geht es mir gut, leben sie das Leben besonders intensiv und kosten mehr als früher jeden Augenblick aus. Ich freue mich, wenn ich weiß, dass sie es sich gutgehen lassen und alles genießen. »Die Angst um dich wird uns immer bleiben«, sagte mir mein Vater, kurz bevor sie abflogen, »wir nehmen sie überall mit hin. Aber manchmal, in ruhigen Momenten, können wir sie auch vergessen. Dann sind wir richtig glücklich.«

Hin und wieder fragte mich die Familie besorgt, ob ich in den letzten Monaten mit der Arbeit an meinem Buch, den Lesungen und Vorträgen mich nicht ein wenig übernommen hätte und vielleicht deswegen erkrankt sei. Auch ich hatte mir selbst schon diese Frage gestellt und, darüber nachdenkend, nur den Schluss ziehen können, dass mein Leben wunderbar ist, so wie ich es lebe, zu schön, um etwas daran zu verändern. Auch wenn ich Metastasen haben sollte, würde ich versuchen, so lange es geht, genau so weiterzuleben – mit dem Gefühl der Zufriedenheit.

Wohl aber möchte ich mich selbst auch heute noch ein wenig ändern. Ich wünsche mir einmal mehr, gelassener zu werden, die Dinge nicht so ernst zu nehmen. Ich möchte mehr lachen, mehr spielen, mich noch mehr freuen können und mir immer wieder bewusst werden, dass einzig die Gegenwart wahr und wirklich ist und der heutige Tag nur einmal kommt und dann nimmermehr.

Der Zug verlangsamt seine Fahrt, in der Ferne sehe ich das sanfte Frühlingsgrün der Felder und Wiesen leuchtendem Gelb weichen. Die Bremsen quietschen, und der Zug bleibt stehen, mitten in einem blühenden Rapsfeld, ein Meer von Gelb, das hell, fast blendend ist, als würden Myriaden kleinster Sonnen strahlen. Ein Gefühl der Geborgenheit und Dankbarkeit breitet sich in mir aus. Ich bin nicht allein, meine Liebsten denken an mich und hoffen mit mir. Zu wissen, dass sie immer für mich da sind, lässt mich zuversichtlich weiterreisen.

Der Zug fährt wieder an, und allmählich weicht das Gelb dem Grün.

Die Nachuntersuchungen in Norddeutschland haben ergeben, dass meine gebrochene Rippe heilt, alles andere ist unauffällig. In vier Monaten muss ich erneut zur Kontrolle.

Ein Morgen im Frühling – elf Jahre oder viertausendfünfzehn Morgen später

Es grünt so grün …

Mit meiner Kamera und auf dem Bauch liegend fange ich sie gerade ein, diese wunderschöne Wiesenpracht im Frühling. Tautröpfchen glitzern im Licht der Morgensonne auf allen Grashalmen und Blüten, lassen Tausende von Pusteblumen strahlen wie feinste kristallene Leuchten. Ich liebe es, in aller Früh in den Bergpark des Habichtswaldes zu gehen, wenn die Chance noch groß ist, wenige Menschen und dafür mehr Natur zu treffen. Und so berührt sie mich auch heute wieder, die Natur – mit ihren einzigartigen Düften, ihren herrlichen Farben und vielfältigen Klängen. Eine wunderbare Pause, noch vor dem Frühstück.

Seit einer Woche leiste ich mir in einer Reha- und Ayurvedaklinik am Fuße des Habichtswaldes in Kassel eine Auszeit. Das ist fast schon ein Ritual, denn seit vielen Jahren ziehe ich mich, wenn möglich, einmal jährlich hierhin zurück, manchmal auch nur für ein paar Tage – um Stille zu erfahren, meine Gedanken zu ordnen und neue Energie zu tanken. Bewusst habe ich diesmal den Frühling für meinen Aufenthalt gewählt. Ich mag diese Jahreszeit, wenn alles Leben sprießt und des Winters Grau und Braun dem Grün gewichen sind – in scheinbar unendlich vielen Schattierungen. Grün, die Farbe der Hoffnung ... Für mich ist sie besonders bedeutungsvoll, eine große Kraftquelle. Damals, als ich so schwer erkrankte und statistisch gesehen auf der Verliererseite stand, entschied ich mich für sie. Vielleicht schaffst du es ja, erlebst den kommenden Sommer, den Herbst, den Winter, vielleicht auch wieder den nächsten Frühling, sagte ich mir damals und fragte mich zugleich: Darf ich noch eine ganze Weile Mama sein?

Die Hoffnung wurde mein eigener innerer Wegbegleiter, den ich behütete wie einen Schatz und den mir auch niemand wegnehmen durfte. Sie war mein steter Antreiber, mich immer wieder neu für das Leben zu entscheiden, aktiv zu werden, neugierig, kritisch, achtsam und wachsam zu sein. Sie lehrte mich, die Kostbarkeit des Augenblicks zu erkennen, diesen bewusst zu leben und mich auf den nächsten zu freuen.

Und wie schnell sie doch verrinnt, unsere Zeit. Nichts hatte ich mir damals sehnlicher gewünscht, als erleben zu dürfen, wie meine Kinder aufwachsen. Nun sind sie schon «groß» oder vielmehr flügge; vor ein paar Monaten sind alle drei fast zeitgleich ausgezogen. Für mich war das ein großer Einschnitt, Glücksgefühle und Wehmut wechseln sich seither häufig ab. Hier im Bergpark kann ich gut die für mich bedeutsamsten Momente der letzten Jahre Revue passieren lassen. Bilder schalten sich ganz von allein vor das frische Wiesengrün:

Ein Jahr nach der ersten Veröffentlichung dieses Buches im Jahre 2004 gründete ich meine Stiftung, die *Rexrodt von Fircks Stiftung für krebskranke Mütter und ihre Kinder* (Adresse, Webseite sind im Anhang aufgeführt). Meine eigene Erfahrung und das Wissen, dass jährlich in Deutschland 250 000 Kinder neu betroffen sind mit einem Elternteil, das an Krebs erkrankt ist, und dass die Hälfte von ihnen Verhaltensauffälligkeiten entwickelt, waren der Antreiber für die Stiftungsgründung. Ich wollte einen Teil dazu beitragen, diese schmerzliche Wunde in unserer Gesellschaft zu schließen. Im Oktober 2006 starteten wir das einzigartige Rehaprojekt *gemeinsam gesund werden* für Mütter mit Brustkrebs und deren Kinder in der Klinik *Ostseedeich* in Grömitz. Hierfür hatte ich gekämpft wie ein Löwe – wir brauchten reichlich Spendengelder und die Krankenkassen mit im Boot. Als wir die ersten sieben Patientinnen mit ihren Kindern im Projekt behandelten, war es, als hätten wir die Sterne vom Himmel geholt. Ich verspürte riesige Freude. Die Stiftung mit ihren vielfältigen Herausforderungen und Aufgaben wurde mein Lebenswerk – ein viertes Kind geradezu. Über 6000 betroffene Mütter und deren Kinder haben wir bis heute durch unsere Projekte an Körper und Seele stärken können.

Im Sommer 2008 hatten Jo und ich uns nach unzähligen Gesprächen und vielen gescheiterten Versuchen eines «Neuanfangs» dazu entschieden, uns zu trennen. Das war traurig. Aber es wäre noch viel trauriger gewesen, wenn wir diesen Schritt nicht gemacht hätten. Nicht meine Erkrankung war der Grund für die Trennung, sondern ein tiefliegendes, gewichtiges Problem, das über all die Jahre unseres Zusammenseins fortwährend existiert hatte und das wir nicht in der Lage waren, gemeinsam zu lösen. Es blieb nur noch ein Ausweg: dass einer von uns ging. Und so bin ich mit den Kindern ausgezogen. Wir trennten uns als Freunde.

Fortan war ich mehr oder weniger alleinerziehend und musste zusehen, wie ich alles unter einen Hut kriegte: Mein Mutterherz, Erziehung, Haushalt, Arbeit und die damit verbundenen Reisen, meine Stiftung, die Projekte und – mich selbst. Das war über viele Jahre ein wahrer Balanceakt.

Wenn ich nun Bilanz ziehe, dann fühle ich mich vom Leben reich beschenkt. Meine Arbeit bereitet mir große Freude – es gibt ein gutes Gefühl, anderen zu helfen. Das Beste aber sind meine wunderbaren Kinder, an deren Seite ich als Mama seit der schlimmen Diagnosemitteilung nun schon mehr als 18 Jahre sein darf. Erleben zu dürfen, wie sie groß und erwachsen werden, sie zu begleiten und unterstützen, ihnen meine bedingungslose Liebe zu geben, all das empfinde ich als wahren Reichtum. Ich bin glücklich darüber, eine große, wunderbare Familie zu haben. Sie ist für mich ein ganz besonderer Ort, ein Hafen der Geborgenheit und Liebe. Regelmäßig treffen wir uns, meistens bei meinen Eltern, gemeinsam mit meiner Schwester, unseren Kindern und Partnern sowie deren Familien.

Dass ich noch einmal die Fülle des Lebens mit einem Menschen teilen würde, den ich liebe und der mich liebt, hatte ich nicht zu glauben vermocht. Aber es ist so: Vor einiger Zeit sind wir uns begegnet, berührten sich unsere Seelen – ohne dass wir uns suchten, haben wir uns gefunden.

Langsam füllt sich der Bergpark mit Besuchern. Die wärmende Morgensonne trocknet die Wiesen, und das glanzvolle Lichtspiel der Abermillionen Tautröpfchen verblasst allmählich. Zeit für mich, hinunterzugehen.

Ich gönne mir jetzt ein leckeres ayurvedisches Frühstück.

Adressen, die weiterhelfen können

Therapie, Forschung und Beratung

Deutsche Krebshilfe e.V.
Buschstr. 32
53113 Bonn
Tel. 0228/72990-0
Internet: www.krebshilfe.de
E-Mail: deutsche@krebshilfe.de

Deutsche Krebsgesellschaft e.V.
Kunhoi-Fischer-Str. 8
14057 Berlin
Tel: 030/32293-290
Internet: www.krebsgesellschaft.de
E-Mail: service@krebsgesellschaft.de

Deutsches Krebsforschungszentrum
Im Neuenheimer Feld 280
69120 Heidelberg
Tel.: 06221/42-0
Internet: www.dkfz.de
E-Mail: kontakt@dkfz.de

Krebsinformationsdienst KID
Im Neuenheimer Feld 280
69210 Heidelberg
Tel. : 0800/420-3040
Kostenloser Anruf von 8 bis 20 Uhr
Internet: www.krebsinformationsdienst.de
E-Mail: krebsinformationsdienst@dkfz.de

Krebskranke Eltern und ihre Kinder

Rexrodt von Fircks Stiftung für krebskranke Mütter und ihre Kinder

Hombergerstr. 15
40882 Ratingen
Tel.: 02102/528549
Internet: www.rvfs.de
E-Mail: kontakt@rvfs.de

DAPO – Deutsche Arbeitsgemeinschaft für Psychosoziale Onkologie e. V.

Verzeichnis der Einrichtungen für Kinder krebskranker Eltern
Ludwigstr. 65
D-67059 Ludwigshafen
Tel.: 0700/2000-6666
Internet: http://www.dapo-ev.de/
E-Mail: info@dapo-ev.de

Psychoonkologische Hilfe

Deutsche Arbeitsgemeinschaft für psychosoziale Onkologie e. V.

Ludwigstr. 65
D-67059 Ludwigshafen
Tel.: 0700/2000-6666
Internet: http://www.dapo-ev.de
E-Mail: info@dapo-ev.de

Selbsthilfeorganisationen

Brustkrebs-muenchen e. V.
Brustkrebs Deutschland e. V.

Lise-Meitner-Str. 7
85662 Hohenbrunn
Tel.: 089/4161-9800
Internet: www.brustkrebs-muenchen.de
www.brustkrebsdeutschland.de

Frauenselbsthilfe nach Krebs e.V.
Haus der Selbsthilfe
Thomas-Mann-Str. 40
53111 Bonn
Tel. 0228/33889-400
Internet: www.frauenselbsthilfe.de
E-Mail: kontakt@frauenselbsthilfe.de

Mamazone – Frauen und Forschung gegen Brustkrebs e.V.
Postfach 310220
86063 Augsburg
Tel.: 0821/5213-144
Internet: www.mamazone.de
E-Mail: info@mamazone.de

Schweiz/Österreich

Schweizerische Krebsliga
Postfach 8219
3001 Bern
Tel 031/3899-100
Internet: www.krebsliga.ch
E-Mail: info@krebsliga.de

Österreichische Krebshilfe – Krebsgesellschaft
Tuchlauben 19
1010 Wien
Tel. 01/7966-450
Internet: www.krebshilfe.net

Literaturempfehlungen

Baumann, Freerk (Dr. Sportwiss.)
Die Macht der Bewegung
Irisiana, München, 2009

Béliveau, Richard (Prof. Dr. med.)
Gingras, Denis (Dr. med.)
Krebszellen mögen keine Himbeeren
Kösel, München, 2007

Berg, Lilo
Wissen gegen die Angst
Goldmann, München, 2002

Beuth, Josef (Prof. Dr. med.)
Gut durch die Krebstherapie
Trias, Stuttgart, 2009

Kabat-Zinn, Jon
Gesund durch Meditation
Fischer, Frankfurt/M., 2008

Kübler-Ross, Elizabeth
Kessler, David
Geborgen im Leben
Knaur, München, 2003

Laskow, Leonard
Heilende Energie
Hugendubel, München, 1995

Lerner, Michael
Krebs – Wege zur Heilung
Piper, München, 2001

Ornish, Dean (Dr. med)
Heilen mit Liebe
Mosaik, München, 2001

Rexrodt von Fircks, Annette
Janni, Wolfgang (Prof. Dr. med.)
Im Mittelpunkt Leben. Wieder stark werden nach Brustkrebs
Mosaik, München, 2013

Rinpoche, Sogyal
Das Tibetische Buch vom Leben und vom Sterben
O. W. Barth, München, 1998

Robbins, Anthony
Das Robbins Powerprinzip
Ullstein, Berlin, 2004

Schmid, Wilhelm
Mit sich selbst befreundet sein
Suhrkamp, Frankfurt/M., 2007

Servan-Schreiber, David
Das Antikrebs-Buch
Kunstmann, München, 2008

Siegel, Bernie (Dr. med.)
Prognose Hoffnung
Ullstein, München, 2003

Simonton, O. Carl et al.
Wieder gesund werden
Rowohlt, Reinbek, 2001

Annette Rexrodt von Fircks

… und tanze durch die Tränen

Auf dem Weg zur Heilung

ISBN 978-3-548-36374-5
www.ullstein-buchverlage.de

Zwei Jahre nach der Krebserkrankung hebt der Verdacht auf Knochenmetastasen das Leben von Annette Rexrodt von Fircks und das ihrer Familie erneut aus den Angeln. Sie überlebt acht Operationen und verbringt ein Jahr fast nur in Kliniken. Mit bewundernswerter Geduld setzt sie sich mit den Problemen ihrer lebensbedrohlichen Situation auseinander, sucht immer wieder nach Strategien und Lösungen auf dem Weg, gesund zu werden … und schafft es schließlich!

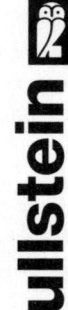

ullstein

US191